心脑血管疾病智能诊断研究新进展

主　编　姚育东

副主编　徐礼胜　王　宇　姚　阳

编　委（按姓氏拼音排序）

陈俊鑫	王涌慧
陈雪玮	徐礼胜
陈耀钧	杨晋中
郭丽婷	杨小帆
郝丽玲	姚　阳
刘　裕	姚育东
齐　林	于鑫华
王　璐	张　爽
王　宇	

科学出版社

北　京

内 容 简 介

本书以心脑血管系统疾病为研究出发点，介绍人工智能技术在心脑血管疾病诊断方向的应用，选择其中若干重要问题进行阐述。本书主要内容包括：心脑血管疾病智能诊断技术简介、心脑血管医学影像的预处理、深度学习方法与网络、基于深度学习的冠状动脉自动分割及钙化检测、基于深度学习与多模态影像融合的心脏分割方法、桡动脉脉搏波分析及其临床应用、基于单导联心电图的房颤自动检测、动脉僵硬度的无创检测方法、基于血流动力学模型的血管狭窄的模拟和检测、基于心电信号的心肌梗死诊断与定位、深度学习在心血管超声影像中的应用、深度学习在脑血管自动检测与分割中的应用、心脑血管疾病智能诊断的挑战与展望。

本书适合生物医学工程、计算机等相关专业的本科生、研究生及从事心脑血管系统相关研究的科研工作者阅读和参考。

图书在版编目（CIP）数据

心脑血管疾病智能诊断研究新进展 / 姚育东主编. —北京：科学出版社，2022.3

ISBN 978-7-03-071503-6

Ⅰ. ①心… Ⅱ. ①姚… Ⅲ. ①心脑血管疾病-诊疗-研究进展 ②脑血管疾病-诊疗-研究进展 Ⅳ. ①R54 ②R743

中国版本图书馆 CIP 数据核字（2022）第 027182 号

责任编辑：郭雨熙 / 责任校对：宁辉彩
责任印制：李 彤 / 封面设计：陈 敬

科学出版社 出版
北京东黄城根北街 16 号
邮政编码：100717
http://www.sciencep.com

北京凌奇印刷有限责任公司 印刷
科学出版社发行 各地新华书店经销

*

2022 年 3 月第 一 版 开本：787×1092 1/16
2022 年 10 月第二次印刷 印张：10 1/4
字数：230 000
定价：98.00 元
（如有印装质量问题，我社负责调换）

前　言

在中国乃至全球，心脑血管疾病的患病率和致死率均远高于其他非传染性疾病，且在大多数国家和地区存在逐年上升的趋势。同时，医疗资源不足且分配不均的现状也加重了心脑血管疾病带来的压力。因此，心脑血管疾病已成为重大公共卫生问题，亟需有效的解决方法。

高效、准确的诊断能够有效缓解心脑血管疾病对社会的压力。尽管近几十年来工业技术的飞速发展使得心脑血管疾病诊断有了质的飞跃，很多心脑血管疾病的诊断仍然存在误诊率、漏诊率高的问题。随着计算机技术的飞速发展，人工智能技术为心脑血管疾病的诊断提供了新的发展方向。一方面，人工智能技术能够综合分析患者的生理、病理信息，提取医生无法察觉的信息，从而提高诊断的准确度，降低误诊率、漏诊；另一方面，针对某些耗时、费力的医学分析和诊断工作，人工智能技术能够实现心脑血管疾病的自动分析和辅助诊断，减少医疗资源的浪费，可有效缓解医疗资源不足及分配不均的问题。

本书以心脑血管系统疾病为研究出发点，介绍人工智能技术在心脑血管疾病诊断方面的应用，选择其中若干重要问题进行阐述。第一章简要概括心脑血管疾病及其诊断与人工智能技术在心脑血管疾病诊断方面的应用；第二章概述心脑血管医学影像的预处理方法，包括图像去噪、图像增强、感兴趣区域提取、数据扩充等；第三章介绍常用的深度学习技术与网络以及医学影像数据分析中常用的深度学习网络；第四章介绍基于深度学习的冠状动脉自动分割及钙化检测方法；第五章介绍基于深度学习的多模态影像融合与心脏分割方法；第六章介绍桡动脉脉搏波分析及其临床应用；第七章介绍基于单导联心电图的房颤自动检测；第八章介绍动脉僵硬度的无创检测方法；第九章介绍基于血流动力学模型的血管狭窄的模拟和检测；第十章介绍基于心电信号的心肌梗死诊断与定位；第十一章介绍深度学习在心血管超声影像中的应用；第十二章介绍深度学习在脑血管自动检测与分割中的应用进展；第十三章总结心脑血管疾病智能诊断的挑战与展望。

人工智能技术在心脑血管疾病诊断方向的应用还有很多，由于篇幅有限，本书无法一一囊括。另外，由于理论水平、实践经验、写作能力有限，本书不足之处，欢迎各位读者批评指正。

编　者

2021 年 8 月

目　录

第一章　心脑血管疾病智能诊断技术简介 ……………………………………… 1
　　第一节　心脑血管疾病现状 ……………………………………………… 1
　　第二节　心脑血管疾病的诊断 …………………………………………… 3
　　第三节　人工智能技术在心脑血管病诊断方面的应用 ………………… 4
第二章　心脑血管医学影像的预处理 …………………………………………… 6
　　第一节　图像去噪 ………………………………………………………… 6
　　第二节　图像增强 ………………………………………………………… 10
　　第三节　感兴趣区域提取 ………………………………………………… 14
　　第四节　数据扩充 ………………………………………………………… 15
　　第五节　讨论与总结 ……………………………………………………… 16
第三章　深度学习方法与网络 …………………………………………………… 18
　　第一节　深度学习方法 …………………………………………………… 18
　　第二节　深度学习网络 …………………………………………………… 20
　　第三节　医学影像数据分析中常用的深度学习网络 …………………… 26
　　第四节　讨论与总结 ……………………………………………………… 29
第四章　基于深度学习的冠状动脉自动分割及钙化检测 …………………… 32
　　第一节　数据集及数据预处理 …………………………………………… 33
　　第二节　深度学习模型 …………………………………………………… 36
　　第三节　冠状动脉解剖结构及自动分割 ………………………………… 37
　　第四节　冠状动脉钙化检测 ……………………………………………… 42
　　第五节　讨论与总结 ……………………………………………………… 43
第五章　基于深度学习与多模态影像融合的心脏分割方法 ………………… 48
　　第一节　多模态心脏图像 ………………………………………………… 49
　　第二节　心脏图像的传统分割方法 ……………………………………… 50
　　第三节　基于深度学习的多模态心脏分割方法 ………………………… 54
　　第四节　讨论与总结 ……………………………………………………… 63
第六章　桡动脉脉搏波分析及其临床应用 …………………………………… 68
　　第一节　测量方法 ………………………………………………………… 69
　　第二节　波形分析 ………………………………………………………… 70
　　第三节　波形分类与参数估计 …………………………………………… 74
　　第四节　临床应用 ………………………………………………………… 75
　　第五节　讨论与总结 ……………………………………………………… 78

第七章　基于单导联心电图的房颤自动检测 ·· 82
　　第一节　数据来源和评估指标 ·· 82
　　第二节　数据预处理和特征提取 ·· 85
　　第三节　机器学习在房颤检测中的应用 ·· 87
　　第四节　深度学习在房颤检测中的应用 ·· 90
　　第五节　讨论与总结 ·· 92
第八章　动脉僵硬度的无创检测方法 ··· 96
　　第一节　局部动脉僵硬度 ··· 96
　　第二节　区域动脉僵硬度 ··· 100
　　第三节　全身动脉僵硬度 ··· 103
　　第四节　动脉僵硬度的估测 ·· 104
　　第五节　讨论与总结 ·· 106
第九章　基于血流动力学模型的血管狭窄的模拟和检测 ································· 110
　　第一节　基于医学影像的血管狭窄检测方法 ·· 110
　　第二节　基于血流动力学模型的血管狭窄仿真 ··· 112
　　第三节　基于低维血流动力学模型的动脉血管狭窄检测 ······························ 116
　　第四节　讨论与总结 ·· 118
第十章　基于心电信号的心肌梗死诊断与定位 ·· 123
　　第一节　数据集及预处理 ··· 123
　　第二节　心肌梗死类型 ·· 125
　　第三节　机器学习在心肌梗死诊断中的应用 ·· 125
　　第四节　深度学习在心肌梗死诊断中的应用 ·· 127
　　第五节　实验结果对比 ·· 128
　　第六节　讨论与总结 ·· 130
第十一章　深度学习在心血管超声影像中的应用 ··· 133
　　第一节　深度学习方法 ·· 134
　　第二节　心血管超声影像预处理方法 ··· 134
　　第三节　分类 ··· 136
　　第四节　检测 ··· 137
　　第五节　分割 ··· 138
　　第六节　其他任务 ·· 139
　　第七节　讨论与总结 ·· 140
第十二章　深度学习在脑血管自动检测与分割中的应用 ··································· 143
　　第一节　数据预处理和深度学习模型 ··· 144
　　第二节　二维脑血管应用 ··· 145
　　第三节　三维脑血管应用 ··· 148
　　第四节　讨论与总结 ·· 151
第十三章　心脑血管疾病智能诊断的挑战与展望 ··· 155

第一章　心脑血管疾病智能诊断技术简介

第一节　心脑血管疾病现状

　　心脑血管疾病严重威胁人类健康，每年造成的死亡人数居所有非传染性疾病致死人数首位。据《2018 世界卫生统计报告》，心脑血管疾病造成的死亡人数约为 0.18 亿，占所有非传染性疾病死亡人数的 44%，约占全球死亡总人数的 31%。

　　我国心血管疾病负担更重。据世界卫生组织不完全统计，我国心血管疾病造成的死亡人数占总死亡人数的 43%。《中国心血管健康与疾病报告 2019 概要》(中国心血管健康与疾病报告编写组，2020)指出，我国心血管疾病患病率持续上升，估计现有患病人数为 3.30 亿。其中，高血压 2.45 亿，脑卒中 1300 万，冠心病 1100 万，肺源性心脏病 500 万，心力衰竭 890 万，风湿性心脏病 250 万，先天性心脏病 200 万。心血管疾病居我国城乡居民死亡原因首位，分别占 43.56% 和 45.91%。如图 1-1 所示，2005～2017 年城乡居民心血管疾病死亡率整体上呈上升趋势。心血管疾病威胁人类生命健康的同时，对应带来的经济压力也逐渐增大。近年来，心血管疾病带来的住院费用持续增加，且年均增长速度远高于我国国民生产总值的增速。

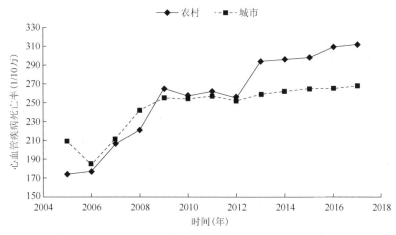

图 1-1　2005～2017 年我国城乡居民心血管疾病死亡率变化

　　常见的心脑血管疾病主要包括脑卒中、冠心病、风湿性心脏病、先天性心脏病、外周动脉疾病、深静脉血栓形成等。除此之外，常见的心脑血管疾病还包括心脏肿瘤、脑血管瘤、主动脉瘤、主动脉夹层、心肌病、心脏瓣膜疾病等(图 1-2)。高血压、高血脂是引起以上心脑血管疾病的重要危险因素，因而常被作为评价心脑血管疾病风险等级的指标，以便更好地预防心脑血管疾病。

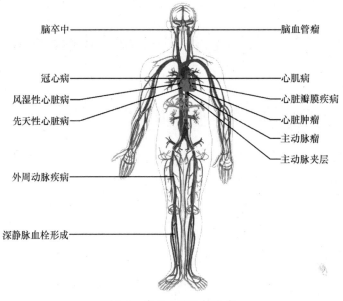

脑卒中　　　　　　　　　　　　　　脑血管瘤

冠心病　　　　　　　　　　　　　　心肌病
风湿性心脏病　　　　　　　　　　　心脏瓣膜疾病
先天性心脏病　　　　　　　　　　　心脏肿瘤
　　　　　　　　　　　　　　　　　主动脉瘤
　　　　　　　　　　　　　　　　　主动脉夹层

外周动脉疾病

深静脉血栓形成

图 1-2　常见心脑血管疾病

1. 脑卒中　脑卒中又称为中风，是一种由大脑供血不足造成的神经系统损伤。造成大脑供血不足的原因包括动脉阻塞或破裂（出血）。动脉阻塞或破裂造成的供血不足会引起部分脑细胞因无法正常获得氧而损伤或死亡，最终导致对应脑部的功能障碍。脑卒中主要分为缺血性脑卒中和出血性脑卒中两种，而大多数脑卒中属于缺血性脑卒中，产生的原因主要包括血栓形成、栓塞或灌注不足。出血性脑卒中产生的原因主要包括脑出血和蛛网膜下腔出血两种。如果不及时诊断和治疗，脑卒中可能导致永久的神经系统损伤，从而导致偏瘫甚至死亡。脑卒中是中老年人致残、致死的主要原因之一，一旦发病很难完全治愈。

2. 冠心病　冠心病是冠状动脉粥样硬化性心脏病的简称，是指冠状动脉内粥样斑块堆积，造成冠状动脉供血不畅，进而引起的心肌缺血性病变。大多数冠心病患者的疾病发展较缓慢，通常是几年甚至几十年不出现明显的症状，而逐步发展直到最后突然发病。冠心病是目前最常见的导致突然死亡的疾病之一。冠心病较严重时，可引发心绞痛、心肌梗死，甚至死亡。

3. 风湿性心脏病　风湿性心脏病是指由链球菌感染引起的风湿热，进而导致的心肌和心脏瓣膜的损坏。风湿热容易损坏人体的结缔组织，尤其是心脏、关节、脑或皮肤中的结缔组织。这种疾病最容易发生在 5～15 岁儿童中，且其影响可能持续一生。

4. 先天性心脏病　先天性心脏病通常是指由于遗传因素或母体妊娠期间受到不利因素干扰导致的心脏结构畸形及功能异常。先天性心脏病有很多种，有些心脏结构的畸形可能几年甚至一生没有任何影响，有些可以通过药物治疗，有些则需要手术治疗。

5. 外周动脉疾病　外周动脉疾病是指外周动脉血管狭窄甚至完全被阻断。这种疾病是由脂肪在外周血管内壁逐渐堆积造成的，这种情况也常导致血块的形成，以至完全阻断外周动脉血管。这种情况常发生在大腿，其他动脉位置也可能出现狭窄或阻断等现象。冠状动脉狭窄，容易造成心绞痛、心脏病，若狭窄的位置是颈动脉，则容易产生脑卒中。

6. 深静脉血栓形成　深静脉血栓形成是指在深静脉中形成血块(血栓)导致的腿部疼痛或并发症。这种疾病容易发生在小腿，也可能发生在手臂等其他部位。深静脉血栓形成的并发症并不常见，若未经有效治疗，也可能引起肺栓塞等并发症。具体来说，若血块在血流中传播进入肺部，进而阻断肺部血流，则容易发生肺栓塞，导致胸痛、呼吸急促等症状。另外，深静脉血栓形成也可能破坏静脉瓣膜，导致小腿疼痛、肿胀或溃疡。

7. 高血压　高血压是指以体循环动脉血压(收缩压/舒张压)增高为主要特征，可伴有心、脑、肾等器官的功能或器质性损害的临床综合征。血压长期持续在较高水平可导致全身性动脉硬化，血管阻力增加，并造成心、脑、肾等重要器官的损害和相关疾病的发生，最常见的如脑卒中、心肌梗死和肾衰竭。

8. 高血脂　高血脂是指血脂水平过高，可直接引起一些严重危害人体健康的疾病，如动脉粥样硬化、冠心病、胰腺炎等。高血脂是引起人体动脉粥样硬化性疾病(如冠心病、脑梗死等)的主要危险因素，对人体的健康有较大的危害。

第二节　心脑血管疾病的诊断

随着科学技术的飞速发展，心脑血管疾病的诊断技术也迅猛发展，新的诊疗技术层出不穷，以下简要介绍几种常用的心脑血管疾病诊断技术。

1. 胸部 X 线摄影　胸部 X 线摄影是评估心脏和大血管最常用的影像学检查技术。X射线成像技术利用 X 射线的穿透性和摄影效应，使人体在荧屏上形成影像。人体不同组织的密度和厚度存在较大差异，因此当 X 射线穿过人体不同组织时，被吸收的程度不同，到达荧屏上的 X 射线就有一定差异，从而形成灰度不同的影像，为医师的诊断提供依据。胸部 X 线摄影通常用于检查心、肝、肺的异常。

2. 超声心动图　超声心动图(echocardiography)即采用二维、三维或彩色多普勒超声的心脏成像技术。这种技术可以实现心脏疾病的无创诊断，是诊断心脏疾病的最常用方法之一。超声心动图可以提供心脏的结构、组织损坏情况等信息，也可以计算或估算心输出量、射血分数或评价心脏舒张功能等。通过测量心室壁的移动，超声心动图也可以有效检测心室壁的异常移动，从而实现心肌梗死的早期诊断。随着超声技术的发展，实时三维超声心动图、应变成像、应变率成像和斑点追踪成像等，极大增强了心脏超声诊断冠心病的能力。

3. 计算机断层成像　计算机断层成像(computed tomography，CT)的基本原理是人体不同组织对 X 射线的吸收能力不同，采用不同角度的 X 射线照射人体，可以重建出人体组织的断层影像。通过堆叠二维断层影像，还可以重建三维立体影像。CT 通常指 X射线 CT，另外两种类型的 CT 包括正电子发射计算机断层成像和单光子发射计算机断层成像。CT 可用于检测脑梗死、肿瘤、血管钙化、脑出血等。对于心血管系统，CT 主要用于冠状动脉成像、心脏瓣膜修复术等。

4. CT血管成像 CT血管成像（computed tomography angiography, CTA）即采用造影剂辅助获得图像的技术。数字减影血管造影可以有效避免成像过程中骨骼阻挡血管的细节。CT血管成像可以提供较多的解剖学细节和较高的分辨率。

5. 磁共振成像 磁共振成像（magnetic resonance imaging, MRI）是一种非侵入式医学成像技术。相比于CT，其最大的优势是成像过程中没有电离辐射。心脏MRI在MRI技术的基础上针对心血管系统的特点进行对应的调整和优化，使得心脏MRI成为无创心脏成像的主流技术。MRI可用于检测心血管系统的结构和功能，常用于检测心肌缺血、心肌病、心肌炎、血管疾病、先天性心脏病等。除此之外，MRI也可很好地检测脑血管、大脑皮质的状态，从而诊断脑血管疾病、阿尔茨海默病、癫痫等。

6. 经颅多普勒超声 经颅多普勒超声通过发射和接收经过颅骨的超声波，分析接收到的超声波信号，从而测量脑血管的血流速度。这种技术可与MRI、CT等技术结合，辅助诊断脑血管疾病。经颅多普勒超声可以辅助诊断血栓、脑动脉狭窄、蛛网膜下腔出血引起的血管痉挛等疾病。

7. 心电图 心电图是一种通过皮肤上的电极记录心脏电生理活动的技术。每次心跳过程中，心肌细胞去极化时皮肤表面会产生一个很小的电势变化，心电图可以记录这个微小变化，从而用于描述心脏电生理过程。这种技术一方面可以用于诊断，另一方面也可以用于监测心血管系统状态（如心率）的变化。近年来，心电图机体积逐渐减小，更加适合采集24h动态心电图，或监测人体健康状况。

8. 血压测量 血压测量即测量人体动脉血管内压力的方法。血压测量方法有很多种，初步可以分为有创血压测量和无创血压测量。有创血压测量需要采用导管刺穿血管将压力传感器直接与血管相连，这被认为是血压测量的"金标准"。大多数应用场景的血压测量是无创血压测量，分为有袖带的无创血压测量和无袖带的无创血压测量。有袖带测量根据测量方法主要包括听诊法和示波法。听诊法血压测量是无创血压测量的"金标准"，是目前应用最普遍的无创血压测量方法。现有的血压计大都采用袖带测量方法，而近年出现了一些基于智能手表、手环的无袖带测量方法，然而其性能还有待提高。

9. 脉搏波 脉搏波通常指人体某一动脉位置压力变化的曲线，可用于计算心率、脉搏波传播速度等心血管系统状态参数。常用的脉搏波包括桡动脉、肱动脉、颈动脉、股动脉等的脉搏波。

10. 脑电图 脑电图是指捕获并记录大脑中神经元的离子电流产生的电压波动而得到的曲线图。由于易受干扰，脑电图通常只用于辅助诊断脑部疾病，最常用于癫痫的诊断，也可用于诊断睡眠障碍、昏迷、脑血管疾病等。

第三节　人工智能技术在心脑血管疾病诊断方面的应用

尽管近年来心脑血管疾病诊断技术飞速发展，心脑血管疾病的诊断仍然存在一定的问题，如医疗资源（高级临床医师、医疗设备等）分布不均、初级临床医师的误诊率较高、疾病未能及时确诊等。人工智能技术的迅猛发展有望在一定程度上解决以上问题。"人工智能"这个词的首次出现是在 1956 年。1958 年，Rosenblatt 提出了神经网络基础——感知器。1986 年，Rumelhart 等专家提出了神经网络的训练方法——反向传播算法。2012 年，Krizhevsky 等专家凭借深度卷积神经网络赢得了 ImageNet 大规模视觉识别挑战赛（ImageNet Large Scale Visual Recognition Challenge，ILSVRC）的冠军，基于深度学习的人工智能技术从此迅速发展，并被广泛应用到人类发展建设的各个领域。

　　人工智能技术在疾病（辅助）诊断、精准医疗、药物开发、智能手术机器人等方面均有广泛应用。在心脑血管疾病诊断方面的应用也较多，如超声心动图在检测过程中，不同操作者之间存在一定差异，可能导致不同的诊断结果。采用人工智能技术可以有效减小操作者之间的差异，提高可重复性。另外，人工智能技术在图像分析上可能提供无法被人眼察觉的信息。在心脏 MRI 中，人工智能技术在心室分割方面的应用可以有效优化心室容积计算，提高效率及重复性。采用人工智能技术分析脑 CT 可以有效诊断脑卒中。采用人工智能技术分析心脏 CT 图像也可以有效检测动脉粥样硬化。除医学影像分析外，人工智能技术也可以自动检测心电图异常，为 24h 动态心电图及常规心电图监测提供方便。

参 考 文 献

中国心血管健康与疾病报告编写组，2020. 中国心血管健康与疾病报告 2019 概要. 中国循环杂志，35（9）：833-854.

Alsharqi M, Woodward W J, Mumith J A, et al., 2018. Artificial intelligence and echocardiography. Echo Res Pract, 5（4）：R115-R125.

Cleve J, McCulloch M L, 2018. Conducting a Cardiac Ultrasound Examination//Nihoyannopoulos P, Kisslo J. Echocardiography. Cham, Switzerland: Springer, 31-46.

Madani A, Arnaout R, Mofrad M, et al., 2018. Fast and accurate view classification of echocardiograms using deep learning. NPJ Digit Med, 1（1）：1-8.

Nørgaard B L, Leipsic J, Gaur S, et al., 2014. Diagnostic performance of noninvasive fractional flow reserve derived from coronary computed tomography angiography in suspected coronary artery disease: the NXT trial（Analysis of Coronary Blood Flow Using CT Angiography: Next Steps）. J Am Coll Cardiol, 63（12）：1145-1155.

Rosenblatt F, 1958. The perceptron: a probabilistic model for information storage and organization in the brain. Psychol Rev, 65（6）：386-408.

Rumelhart D E, Hinton G E, Williams R J, 1986. Learning representations by back-propagating errors. Nature, 323（6088）：533-536.

Sadek R A, 2012. An improved MRI segmentation for atrophy assessment. International Journal of Computer Science Issues, 9（3）：569.

Sadek R A, 2013. Regional atrophy analysis of MRI for early detection of Alzheimer's disease. International Journal of Signal Processing, Image Processing and Pattern Recognition, 6（1）：49-58.

Singh G, Al'Aref S J, van Assen M, et al., 2018. Machine learning in cardiac CT: basic concepts and contemporary data. J Cardiovasc Comput Tomogr, 12（3）：192-201.

WHO, 2018. Global Health Estimates 2016: Deaths by Cause, Age, Sex, by Country and by Region, 2000-2016. Geneva: World Health Organization.

（徐礼胜　姚　阳　姚育东）

第二章 心脑血管医学影像的预处理

随着现代医学技术的不断发展，医学影像已成为现代化医院中非常重要的检查工具，广泛应用于临床诊断和疾病治疗。医学成像主要包含两种成像形式，一种是利用电磁能成像，另一种是利用声能成像。电磁能成像包括磁共振成像、放射性核素成像、光学成像等，声能成像包括超声回波成像和超声波非线性成像等。在临床应用中，不同的成像方式既具有互补性，又具有独立性，拥有各自独特的应用范围。在心脑血管疾病诊断中，常用计算机断层成像、磁共振成像、颈动脉超声成像等方式。

医学影像的成像质量受到多种因素影响，如对比度、噪声、图像分辨率、伪影等。医学影像的对比度主要是指不同组织结构之间的亮度、灰度或者颜色的差别大小。必须拥有足够高的对比度，医师才可以从医学影像中观察到感兴趣的区域，同时，高对比度也会对计算机辅助诊断（computer aided diagnosis，CAD）系统的性能提升有所帮助。医学影像的噪声来源多种多样，图像采集、传输和解析的过程中都会产生噪声。噪声会使医学影像变得粗糙，颗粒感强，不利于对病灶区域的观察。图像的分辨率决定图像的清晰程度，分辨率越高，则图像上组织器官的结构和边界就越清晰。伪影是成像过程中产生的虚假影像信息，可被观察者误判为真实的解剖组织。因此对医学影像进行适当的预处理，使其变得更清晰，更易于病灶区域识别，是非常必要的。

本章将介绍 CAD 系统中常用的心血管医学影像预处理方法，包括图像去噪、图像增强、感兴趣区域提取及数据扩充等。

第一节 图 像 去 噪

医学影像在采集、传输和解析的过程中会产生各种乘性噪声或加性噪声，不利于医师或者 CAD 系统对图像的进一步分析，所以需对图像进行适当的去噪处理。对于图像去噪，研究者们会根据不同噪声的特点，同时结合不同成像模态医学影像的特性，使用不同的去噪方法。以下主要介绍非局部均值滤波、各向异性扩散和小波变换三种常用去噪方法。

（一）非局部均值滤波

非局部均值（non-local mean，NLM）滤波于 2005 年由 Buades 等专家提出。相比于传统邻域滤波，NLM 滤波充分考虑了图像的全局信息对中心像素的影响，而不仅仅局限在中心像素周围。这种滤波方法既能很好地消除噪声，又可以保留边缘细节，效果如图 2-1 所示。其主要思想是通过高斯加权欧氏距离来判断两个像素的灰度值是否相似，再将中心像素的灰度值替换为与其相似像素灰度值的平均值。

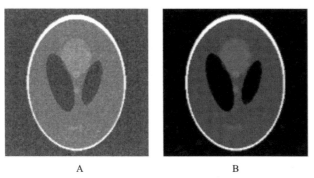

A　　　　　　　　　　B

图 2-1　非局部均值滤波
A. 原始超声图像；B. 非局部均值滤波处理后的超声图像

给定一幅包含噪声的图像 $v = \{v(i)|i \in I\}$，I 为图像像素集。则 $v(i)$ 经过 NLM 滤波后的灰度值 $NL[v](i)$ 为

$$NL[v](i) = \sum_{j \in I} \omega(i, j) v(j) \tag{2-1}$$

其中，$\omega(i, j)$ 为高斯加权欧氏距离，其大小取决于灰度向量 $v(N_i)$ 和 $v(N_j)$ 的相似性，N_k 表示一个以像素 k 为中心固定大小的正方形邻域。$\omega(i, j)$ 可以表示为

$$\omega(i, j) = \frac{1}{c_{(j)}} e^{-\frac{\|v(N_i) - v(N_j)\|_{2,a}^2}{h^2}} \tag{2-2}$$

其中，a 为大于 0 的高斯函数标准差；h 为控制指数衰减速度的常数，$h = \lambda \sigma$，λ 为常数，σ 为噪声的标准差。$c_{(j)}$ 为归一化常数，可以表示为

$$c_{(j)} = \sum_j e^{-\frac{\|v(N_i) - v(N_j)\|_2^2}{h^2}} \tag{2-3}$$

但是由于某一中心像素点的邻域要与整幅图像进行比较，所以非局部均值滤波的计算量非常大，对此，许多学者对 NLM 进行了改进。

(二)各向异性扩散

传统的滤波器，如中值滤波器、拉普拉斯滤波器等，在去除噪声的同时，也会模糊图像的部分边缘细节。若细节被模糊，会对分析图像造成不良影响。Perona 和 Malik 提出了基于偏微分方程的各向异性扩散(anisotropic diffusion)模型，该方法具有优秀的去噪能力，同时可以较好地保持甚至增强边缘细节，因此得到了广泛的应用。其算法

如下

$$\begin{cases} \dfrac{\partial I}{\partial t} = \text{div}\left(c\left(\|\nabla I\|\right)\cdot\nabla I\right) \\ I(t=0) = I_0 \end{cases} \qquad (2\text{-}4)$$

其中，div 为散度算子，$c\left(\|\nabla I\|\right)$ 为扩散方程，∇ 为梯度算子，$\|\ \|$ 为取模运算，t 为扩散时间。Perona 和 Malik 提出了两种 $c\left(\|\nabla I\|\right)$ 的表达式，即

$$c\left(\|\nabla I\|\right) = e^{-\left(\frac{\|\nabla I\|}{k}\right)^2} \qquad (2\text{-}5)$$

$$c\left(\|\nabla I\|\right) = \dfrac{1}{1+\left(\dfrac{\|\nabla I\|}{k}\right)^2} \qquad (2\text{-}6)$$

以上式子根据需要确定 t 和 k 两个系数。扩散时间 t 影响最终的平滑效果，系数 k 是梯度门限。如果 $\|\nabla I\|$ 远大于 k，则 $c\left(\|\nabla I\|\right)$ 趋于 0，则扩散被抑制；若 $\|\nabla I\|$ 远小于 k，则 $c\left(\|\nabla I\|\right)$ 趋于 1，扩散被增强。所以，大的 k 值会使得各向异性扩散后的图像更平滑。

各向异性扩散模型应用于数字图像的离散迭代表达式为

$$I_p^{t+1} = I_p^t + \dfrac{\lambda}{|\partial p|}\sum_{q\in\partial p}c\left(I_p^t - I_q^t\right)\cdot\left(I_p^t - I_q^t\right) \qquad (2\text{-}7)$$

其中，I_p^t 表示当前图像的离散采样，p 为采样像素的坐标；I_q^t 为 I_p^t 的邻域离散采样；∂p 代表 p 的邻域空间，$|\partial p|$ 代表邻域空间的大小，通常取 4；λ 是控制整体扩散强度的系数。

各向异性扩散模型虽然能够在保持边缘的同时有效地去除噪声，但由于存在梯度门限 k，当噪声产生的梯度较大时，各向异性扩散模型可能不但无法去除噪声，反而会增强噪声。为此，许多学者对其进行了改进，如 Catté、Ling 和 Bovik 等。Hassan 等在一项研究中使用了各向异性扩散处理超声图像，如图 2-2 所示。

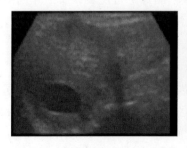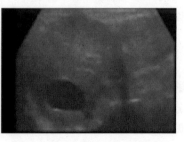

A   B

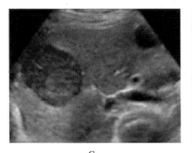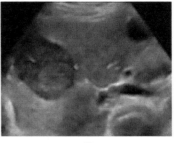

图 2-2　基于各向异性扩散模型的超声图像去噪

A、C. 原始超声图像；B、D. 各向异性扩散处理后的超声图像

（三）小波变换

小波阈值去噪由于其方法简单、高效，是小波变换去噪中最常用的方法。小波阈值去噪的过程，是将图像进行小波变换，对小波变换后的小波系数进行阈值处理。设定阈值为 T，当小波系数大于等于 T 时，保持小波系数不变，而当小波系数小于 T 时，则将小波系数置零。之后再将经过阈值处理后的小波函数进行小波反变换，即可得到去噪后的图像。由此可以看出，小波阈值去噪的效果与阈值的选取密切相关。阈值处理主要采用硬阈值和软阈值两种方法，函数图像如图 2-3 所示。硬阈值函数定义为

$$W_T = \begin{cases} W & |W| \geqslant T \\ 0 & |W| < T \end{cases} \tag{2-8}$$

其中，W 为原始小波系数，W_T 为阈值处理后的小波系数，T 为阈值。

软阈值函数定义为

$$W_T = \begin{cases} \mathrm{sgn}(W)(|W| - T) & |W| \geqslant T \\ 0 & |W| < T \end{cases} \tag{2-9}$$

其中，$\mathrm{sgn}(\ )$ 为符号函数。

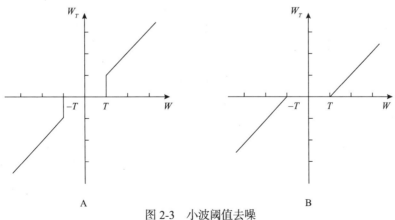

图 2-3　小波阈值去噪

A. 硬阈值函数；B. 软阈值函数

由于阈值的选取对图像去噪的效果有很大影响，因此很多学者对此进行了研究。Donoho 等提出了小波阈值收缩方法，得出 $T = \sigma\sqrt{2\ln N}$ ， $\sigma = W_1 / 0.6745$ ， W_1 为第一层小波分解的小波系数，0.6745 为调整系数，N 为信号的尺度或者长度。还有一种更简单的阈值选取方法，基于零均值正态分布置信区间的阈值，该方法认为 $|W| > 3\sigma$ 的小波系数主要由有用信号组成，因此可将阈值 T 设置在 $3\sigma \sim 4\sigma$ ， σ 为正态分布的标准差。

第二节　图　像　增　强

医学影像常常存在对比度低、组织边界不清晰、边缘模糊、分辨率低等问题，会对后续疾病的诊断和治疗造成影响。深度学习是当前 CAD 系统中最具潜力的一种方法，吸引了越来越多的研究者。使用基于深度学习的 CAD 系统对医学影像进行分析时，图像的质量与深度神经网络的性能、鲁棒性等密切相关。因此，对医学影像做适当的增强预处理尤为重要。本节主要介绍直方图均衡化、同态滤波和超分辨生成对抗网络三种医学影像增强方法。

（一）直方图均衡化

直方图均衡化是数字图像空域处理技术的基础，其思想是将灰度分布不均的图像通过变换转化成一幅具有均匀灰度概率密度分布的新图像。其目的是扩展像元取值的动态范围，从而增强图像整体对比度。其处理步骤为，首先求出灰度值 r_k 出现的概率 $P_r(r_k)$ ，表达式为

$$P_r(r_k) = \frac{n_k}{MN}, \; k = 0,1,2,\cdots,L-1 \tag{2-10}$$

其中，L 是图像中可能的灰度级数量；r 是待处理图像的灰度值，且 $r \in [0, L-1]$ ，$r = 0$ 表示黑色，$r = L-1$ 表示白色；n_k 是灰度值为 k 的像素个数；MN 为图像总像素个数。

之后算出 r_k 在均衡化之后的新直方图中的映射 s_k ，表达式为

$$s_k = T(r_k) = \left\langle (L-1)\sum_{j=0}^{k} P_r(r_j) \right\rangle, k = 0,1,2,\cdots,L-1 \tag{2-11}$$

其中，$T(r_k)$ 为直方图均衡变换，$\langle\;\rangle$ 为四舍五入取整运算。

但传统直方图均衡化对于灰度分布两级化的图像并不适用，且有可能增强噪声。为了应对此缺憾，可以使用自适应直方图均衡化或限制对比度自适应直方图均衡化。

限制对比度自适应直方图均衡化(contrast limited adaptive histogram equalization，CLAHE)是实际应用中最常使用的图像增强方法。CLAHE 通过限制局部直方图的高度，限制对比度的变化强度，避免了传统直方图均衡化对噪声的增强和局部对比度变化过

大的问题。首先将原始图像分成 $M \times M$ 个子区域，可以得到子区域的映射函数 m_i，表达式为

$$m_i = \frac{255 \times \text{CDF}_i}{M \times M} \tag{2-12}$$

其中，CDF_i 为子区域直方图的累积分布函数。对 m_i 求导，可以得到子区域映射函数的斜率 S 为

$$S = \frac{\text{d}(m_i)}{\text{d}i} \tag{2-13}$$

分别计算每个子区域的直方图映射函数的斜率，通过限制斜率大小就可以达到限制直方图高度的目的，进而对每个子区域的直方图进行重新分配。设最大斜率为 $S_{\max}$，则直方图最大高度 $H_{\max}$ 为

$$H_{\max} = S_{\max} \times \frac{M \times M}{255} \tag{2-14}$$

把超出直方图最大值 $H_{\max}$ 的部分截掉之后，均匀分布到该区域直方图的其他部分，则完成 CLAHE 运算。在实际应用中，通常选择某一阈值 T 作为截断高度，将截断部分均匀分布到该区域后，直方图升高的高度为 D，则

$$H_{\max} = T + D \tag{2-15}$$

令原子区域的直方图高度为 h，最终，经过 CLAHE 处理之后的直方图高度 h_c 为

$$h_c = \begin{cases} h + D & h < T \\ H_{\max} & h \geqslant T \end{cases} \tag{2-16}$$

（二）同态滤波

同态滤波是将图像看作由照度（入射）分量和反射分量两部分相乘组成，由于照度可视为环境中的照明，相对变化很小，可以看作图像的低频成分；而反射量相对变化较大，则可视为高频成分。其思想是通过减少低频增加高频，从而减少光照变化并锐化边缘或细节。同态滤波的公式为

$$f(x, y) = f_i(x, y) \cdot f_r(x, y) \tag{2-17}$$

其中，$f(x, y)$ 为待处理图像，$f_i(x, y)$ 为照度（入射）分量，$f_r(x, y)$ 为反射分量，由于上式是两个函数的乘积，所以对其等号两边同时取对数，可得

$$\ln f(x, y) = \ln f_i(x, y) + \ln f_r(x, y) \tag{2-18}$$

再对式(2-18)进行傅里叶变换，得到频率域表达式

$$F(x,y) = F_i(x,y) + F_r(x,y) \tag{2-19}$$

之后通过滤波函数 $H(u,v)$ 对式 (2-19) 进行滤波，得到

$$H(u,v)F(u,v) = H(u,v)F_i(u,v) + H(u,v)F_r(u,v) \tag{2-20}$$

滤波之后，再对式 (2-20) 进行傅里叶反变换，得到

$$h_f(x,y) = h_i(x,y) + h_r(x,y) \tag{2-21}$$

对上式取指数，得到最终处理之后的结果

$$g(x,y) = e^{h_i(x,y)}e^{h_r(x,y)} \tag{2-22}$$

通常，滤波函数 $H(u,v)$ 取高斯高通滤波器、巴特沃思滤波器或指数滤波器。高斯高通滤波器为

$$H(u,v) = (\gamma_H - \gamma_L)\left[1 - e^{-c\left(\frac{D(u,v)}{D_0}\right)^2}\right] + \gamma_L \tag{2-23}$$

巴特沃思滤波器为

$$H(u,v) = (\gamma_H - \gamma_L)\left[\frac{1}{1 - \left(\frac{D_0}{cD(u,v)}\right)^{2n}}\right] + \gamma_L \tag{2-24}$$

指数滤波器为

$$H(u,v) = (\gamma_H - \gamma_L)e^{-c\left(\frac{D_0}{D(u,v)}\right)^n} + \gamma_L \tag{2-25}$$

以上三式中

$$D(u,v) = \sqrt{\left(u - \frac{P}{2}\right)^2 + \left(v - \frac{Q}{2}\right)^2} \tag{2-26}$$

其中，$\gamma_H > 1$，$\gamma_L < 1$，c 为控制滤波器函数斜面锐化程度的常数，$D(u,v)$ 是频率域中点 (u,v) 与频率矩形中心的距离，P、Q 为图像的行数和列数，D_0 是截止频率。

但是，同态滤波的滤波函数需要确定的参数比较多，往往需要多次试验才能找到相对合理的参数，所以许多学者对同态滤波的滤波函数进行了改进。

(三) 超分辨生成对抗网络

当采用超声对肥胖患者进行诊断时，超声波需要穿透更长的深度。然而，随着穿透

深度的增加，需要在帧率、视场范围和扫描线密度三者之间进行权衡。由于超声的诊断通常是实时成像，医师可能需要选择缩小视场范围或降低扫描线密度来增加穿透深度，但这两种选择都会降低超声成像的质量和分辨率。超分辨生成对抗网络(super-resolution generative adversarial network，SRGAN)是一种常用的超分辨率网络，与原始生成对抗网络(generative adversarial network，GAN)不同，SRGAN 的生成器所接收的不是随机噪声变量，而是低分辨率图像。

GAN 的损失函数有两个，一个是生成器的损失函数，另一个是判别器的损失函数，SRGAN 对 GAN 的损失函数进行了修改。SRGAN 定义了一种新的损失函数——感知损失 L_{SR}。L_{SR} 可以从感知特性层面对生成的图像进行评价。L_{SR} 是内容损失 L_X^{SR} 和对抗损失 L_{Gen}^{SR} 的加权和。

内容损失 L_X^{SR} 由两部分组成，分别是生成的超分辨率图像与标签的均方误差 L_{MSE}^{SR} 和生成图像的特征图与标签特征图的均方误差 L_{VGG}^{SR}，其中 VGG 为所使用的主干网络。则有

$$L_X^{SR} = L_{MSE}^{SR} + 10^{-6} L_{VGG}^{SR} \tag{2-27}$$

其中，L_{MSE}^{SR} 和 L_{VGG}^{SR} 分别为

$$L_{MSE}^{SR} = \frac{1}{r^2 WH} \sum_{x=1}^{rW} \sum_{y=1}^{rH} (I^{HR}(x,y) - I^{LR}(x,y))^2 \tag{2-28}$$

$$L_{VGG}^{SR} = \frac{1}{W_{i,j} H_{i,j}} \sum_{x=1}^{W_{i,j}} \sum_{y=1}^{H_{i,j}} (\phi_{i,j}(I^{HR}(x,y)) - \phi_{i,j}(I^{LR}(x,y)))^2 \tag{2-29}$$

其中，r、W、H 分别代表图片的数量、宽、高；I^{HR} 表示标签，即高分辨率图像；I^{LR} 表示生成器生成的图像。式(2-29)中，$W_{i,j}$、$H_{i,j}$ 和 $\phi_{i,j}$ 分别指第 i 个池化层之前的第 j 层卷积的宽、高和特征图。

对抗损失 L_{Gen}^{SR} 公式为

$$L_{Gen}^{SR} = \sum_{n=1}^{N} -\log D_{\theta_D}(I^{LR}(n)) \tag{2-30}$$

其中，$D_{\theta_D}(x)$ 为判别器对变量 x 的输出，n 表示像素个数。因此，L_{SR} 的表达式为

$$L_{SR} = L_X^{SR} + 10^{-3} L_{Gen}^{SR} \tag{2-31}$$

图 2-4 所示为 Choi 等基于改进的 SRGAN 对超声图像进行超分辨处理的结果图，可以看出经过改进 SRGAN 处理后的低分辨率图像与高分辨率图像几乎没有差别。

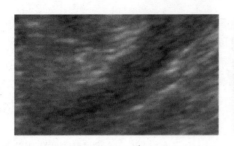 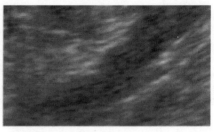

A B

图 2-4 基于改进 SRGAN 处理的超声图像超分辨增强
A. 低分辨率图像；B. 高分辨率图像

第三节 感兴趣区域提取

医学影像中，可能会存在很多无用的背景区域，这些无用的背景区域会增加后续图像分析过程的计算量，增加不必要的时间消耗，甚至影响分析结果。因此，有必要在分析图像之前，对感兴趣区域进行提取，减少无用区域对图像分析的影响。常用的感兴趣区域提取方法有分水岭算法、超像素算法等，以下对分水岭算法进行详细介绍。

分水岭算法是将输入图像的梯度图像 $g(x,y)$ 作为分析目标，将其看作一幅拓扑地形图。其中，图像中物体的边缘具有较高的梯度值，对应地形图的山峰，其他位置具有较低的梯度值，对应地形图的山谷。通过形态学分水岭算法可以找到物体的边缘，即分水岭，其过程如下。

$\max$、$\min$ 分别表示 $g(x,y)$ 中的最大值和最小值。$M_1,M_2,\cdots,M_n$ 为 $g(x,y)$ 中各区域最小值的集合。$C(M_i)$ 是与 M_i 相联系的点的集合。$T[n]$ 表示符合 $g(s,t)<n$ 的点 (s,t) 的集合，即 $T[n]=\{(s,t)\mid g(s,t)<n\}$。$Q[n]$ 表示 $T[n]$ 连通分量的集合。令 $C_n[M_i]$ 表示第 n 阶段并入 i 中的点的集合，则 $C_n[M_i]=C(M_i)\bigcap T[n]$。$C[n]=\bigcup_{i=1}^n C_n[M_i]$ 表示第 n 阶段所有 $C(M_i)$ 的集合。

首先，令初始化 $C[\min+1]=T[\min+1]$，随后进行递归操作，根据 $C[n-1]$ 计算 $C[n]$。对于每个 $q\in Q[n]$ 有两种可能性：当 $q\bigcap C[n-1]=\varnothing$ 或 $q\bigcap C[n-1]$ 包含 $C[n-1]$ 的一个连通分量时，$C[n]=q\bigcup C[n-1]$；当 $q\bigcap C[n-1]$ 包含 $C[n-1]$ 的多于一个连通分量时，q 即为物体边缘。最后，当 $n=\max+1$ 时，终止运算。

分水岭算法对噪声的影像较敏感，经常会出现过度分割的情况。为解决这一问题，通常采用基于标记图像的分水岭算法。首先，可以采用平滑滤波器对原始图像进行平滑操作，这样可以抹去一些最小值点，使原来可能被分割开的小区域合并到一起。然后，通过先验知识，手动对图像进行标记，将较高灰度值作为起点，该灰度值以下的连通区域合并成小区域。使用基于标记图像的分水岭算法，可以有效地避免传统分水岭算法过度分割的情况。

第四节　数　据　扩　充

深度学习能够在各种领域取得巨大成功的原因之一是有大量带有标签的训练样本支撑，从而使得神经网络获得较好性能。然而，在医学影像分析中，很难获得大量带有标签的数据集。而使用小样本数据集训练神经网络时，容易产生过拟合的情况，因此需要对医学影像数据进行扩充。

（一）传统方法

数据扩充可在一定程度上解决医学超声影像数据量小的问题，可以降低神经网络的过拟合程度，提高泛化能力。传统方法是采用旋转、翻转、随机失真、裁剪等方式对数据进行扩充。

（二）生成对抗网络

除传统方法之外，也可用 GAN 进行数据扩充。GAN 虽然比传统方法更加复杂，但是生成的新数据信息更加丰富，并能克服传统方法引起的感兴趣区域位置及图像尺寸变化等缺点。在一项合成仿真超声图像的研究中，Tom 和 Sheet 采用深层生成对抗网络模拟出逼真的病理超声图像（图 2-5）。

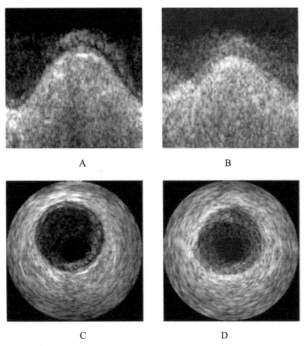

图 2-5　采用深层生成对抗网络模拟的病理超声图像

A、C. 原始超声图像；B、D. 生成对抗网络生成的仿真超声图像

GAN 由一个生成器和一个判别器组成，生成器用于生成与真实样本相似的样本；判别器用于判断一个样本数据到底是真实样本还是由生成器生成的样本。在 GAN 的训练过程中，生成器生成的样本与真实样本越来越相似，而判别器的判断能力也越来越强，生成器与判别器不断对抗，交替提高，当系统达到平衡时，训练结束。以下分别介绍生成器和判别器的思路。

生成器的思路：向生成器输入服从概率分布为 $p_z(z)$ 的随机噪声变量 z，生成器学习 z 的概率分布，并生成与 z 相似的数据 $G(z)$，生成器的模型参数用 θ_g 表示。用 $D(i)$ 表示输入样本 i 时真实样本的概率，则应通过调整 θ_g，使得 $D(G(z))$ 向 1 靠近，即最小化 $\ln(1-D(G(z)))$。

判别器的思路：判别器会分别接收真实样本和生成器生成的样本，真实样本 x 的标签为 1，生成器生成样本 $G(z)$ 的标签为 0。当输入真实样本 x 时，应通过调整判别器模型的参数 θ_d，使 $D(x)$ 的值向 1 靠近，即最大化 $\ln D(x)$；反之，若输入为 $G(z)$，则应通过调整 θ_d，使 $D(G(z))$ 的值向 0 靠近，即最大化 $\ln(1-D(G(z)))$。

由以上可得 GAN 的目标函数为

$$\text{minmax}(D,G)=E_{x-p_{\text{data}(x)}}\left[\ln D(x)\right]+E_{z\sim p_{z(z)}}\left[\ln(1-D(G(z)))\right] \tag{2-32}$$

其中，E 为数学期望，min 表示使 $\ln(1-D(G(z)))$ 最小化，max 表示使 $\ln D(x)$ 和 $\ln(1-D(G(z)))$ 最大化。

第五节　讨论与总结

以上内容详细介绍了 CAD 系统中常用的多种心脑血管医学影像预处理方法，表 2-1 对预处理方法进行了总结。心血管影像成像原理复杂，采集、传输、解析、重构等过程均可对成像质量造成影响，如对比度低、噪声多、伪影强、分辨率低等。这些低质量的图像不利于 CAD 系统在心脑血管影像中的应用，因此有必要采用合适的方法对图像进行预处理，以提高 CAD 系统的性能。

表 2-1　CAD 系统中常用的多种心脑血管医学影像预处理方法

应用	目的	方法
图像去噪	去除医学影像在采集、传输、解析过程中所产生的噪声，方便后续分析与处理	非局部均值滤波，各向异性扩散，小波变换
图像增强	增强医学影像中的组织边界对比度，提升图像分辨率	直方图均衡化，同态滤波，超分辨生成对抗网络
感兴趣区域提取	减小图像大小，集中处理感兴趣区域，增加网络性能，降低网络训练时间	分水岭算法，超像素算法，深度学习方法
数据扩充	解决医学影像标注数据量小的问题，提升神经网络性能	旋转，翻转，随机失真，裁剪，生成对抗网络

参 考 文 献

Buades A, Coll B, Morel J M, 2005. A review of image denoising algorithms, with a new one. Multiscale Modeling & Simulation, 4(2): 490-530.

Buades A, Coll B, Morel J M, 2008. Nonlocal image and movie denoising. Int J Comput Vis, 76(2): 123-139.

Choi W, Kim M, HakLee J, et al., 2018. Deep CNN-based ultrasound super-resolution for high-speed high-resolution B-mode imaging//2018 IEEE International Ultrasonics Symposium (IUS). Kobe, Japan: IEEE, 1-4.

Donoho D L, Johnstone I M, Kerkyacharian G, et al., 1995. Wavelet shrinkage: asymptopia. J R Stat Soc Series B Stat Methodol, 57(2): 301-337.

Goodfellow I, Pouget-Abadie J, Mirza M, et al., 2014. Generative adversarial nets. Adv Neural Inf Process Syst, 27: 2672-2680.

Hassan T M, Elmogy M, Sallam E S, 2017. Diagnosis of focal liver diseases based on deep learning technique for ultrasound images. Arab J Sci Eng, 42(8): 3127-3140.

Jin L, Junping W, 2014. Novel algorithm for image enhancement with histogram enhancement with histogram equalization and MSRCR. J Xidian Univ, 41(3): 103-109.

Ledig C, Theis L, Huszár F, et al., 2017. Photo-realistic single image super-resolution using a generative adversarial network. Proceedings of the IEEE Conference on Computer Vision and Pattern Recognition, 4681-4690.

Ling H, Bovik A C, 2002. Smoothing low-SNR molecular images via anisotropic median-diffusion. IEEE Trans Med Imaging, 21(4): 377-384.

Liu Y L, Wang J, Chen X, et al, 2008. A robust and fast non-local means algorithm for image denoising. J Comput Sci Technol, 23(2): 270-279.

Mahmoudi M, Sapiro G, 2005. Fast image and video denoising via nonlocal means of similar neighborhoods. IEEE Signal Process Lett, 12(12): 839-842.

Reza A M, 2004. Realization of the contrast limited adaptive histogram equalization (CLAHE) for real-time image enhancement. J VLSI Signal Process Syst Signal Image Video Technol, 38(1): 35-44.

Sudeep P, Palanisamy P, Rajan J, et al., 2016. Speckle reduction in medical ultrasound images using an unbiased non-local means method. Biomed Signal Process Control, 28: 1-8.

Tom F, Sheet D, 2018. Simulating patho-realistic ultrasound images using deep generative networks with adversarial learning. 2018 IEEE 15th International Symposium on Biomedical Imaging (ISBI 2018), 2018: 1174-1177.

Zhang Y, Xie M, 2013. Color image enhancement algorithm based on HSI and local homomorphic filtering. Computer Applications and Software, 30(12): 303-307.

Zuiderveld K, 1994. Contrast limited adaptive histogram equalization//Heckbert P S, Graphics Gems Ⅳ. Cambridge, MA, USA: Elsevier, 474-485.

（王　宇　姚育东）

第三章　深度学习方法与网络

深度学习为机器学习领域的一个分支，于 2006 年由 Hinton 等提出。深度学习是一种"特征学习"或"表示学习"，通过多层神经网络处理，初始的"低层特征表示"逐渐转化为"高层特征表示"后，用简单的学习模型完成复杂的学习任务，如分类、语义分割、目标检测等。近年来，深度学习在计算机视觉、语音识别、自然语言处理与生物信息学等领域展现出巨大的研究潜力，在各项研究中均取得了突破性进展，被评为 2013 年十大突破性技术之一。

当前，在医学领域基于深度学习的计算机辅助诊断系统已广泛应用于病灶分类、目标检测、组织结构分割、影像重建和超分辨率等各种任务中。与需要手动提取特征的传统计算机辅助诊断系统相比，基于深度学习的计算机辅助诊断系统能够依靠其深层结构，自动从医学影像中提取出高维特征，并结合多层非线性函数处理，极大增强了深度学习模型的表达能力，克服了传统计算机辅助诊断系统特征表达能力不足的局限性。当前，深度学习已在部分医学数据分析中取得了较好成果。

第一节　深度学习方法

研究者根据不同的数据和目的，会选择不同的深度学习方法。当前，深度学习在心脑血管疾病的分析中，主要采用监督学习、无监督学习、半监督学习、主动学习和迁移学习。因此本节将对上述五种方法进行简要介绍。

(一)监督学习和无监督学习

监督学习(supervised learning)的数据包含输入数据 x 和相应的输出数据 y，也称为标签值 y。建立深度学习模型的目的是要找到一个映射函数 $f(x)$，使得 $f(x)$ 能够预测标签值 y。通过对模型的训练，减小 $f(x)$ 与 y 之间的误差，提高模型的精度。当精度满足需要时，即可对新的输入数据进行预测。对于模型精度的计算，常用的方法有以下两种：一种是直接将数据分成训练集和测试集两部分，训练集用于模型的训练，测试集用于计算模型的精度。另一种是交叉验证法。交叉验证法是将数据随机地分成均匀的 k 份，轮流使用其中的 $k-1$ 份作为训练集，将剩下的 1 份作为测试集计算模型精度，共计算 k 次，最后将 k 个精度的平均值作为模型的最终精度。

无监督学习(unsupervised learning)是对没有标签的数据进行分析，用以发现输入数据的分布规律。在实际应用中，无监督学习通常使用自编码机、受限玻尔兹曼机等神经网络结构，生成所需数据。

在实际应用中，监督学习由于已知相应的标签值 y，因此可将模型构建得相对准确，取得较好的效果，从而被更多地使用。相对于监督学习，无监督学习在医学影像中的应用较少，多数情况下是作为医学数据分析中的中间过程。在实际应用中需要对无监督学习的网络模型进行微调，来达到特定的目的，如图像分类、组织结构分割、目标检测和信号重建等。

(二)半监督学习

半监督学习(semi-supervised learning)是一种采用少量有标签的数据和大量无标签的数据进行学习的方法。实践证明，相比只采用少量有标签数据的监督学习方法，半监督学习能够取得更好的学习效果。在实际应用中，当数据本身获取难度不高，但数据标注成本很高的情况下，则适合采用半监督学习方法。医学数据恰好满足上述情况，因此半监督学习在医学数据处理中具有重要意义和应用潜力。

半监督学习的思想是，首先对样本的分布进行假设，然后通过假设的分布情况建立学习器，最后对没有标签的数据进行标注。因此，应用半监督学习方法的神经网络，其性能好坏与样本分布的假设是否准确密切相关。常用的半监督学习假设包括流形假设、聚类假设等。流形是指高维空间中所有点构成的集合，具有一定的几何结构，类似于二维空间中的曲线或三维空间中的曲面。流形假设是假设原始数据在高维空间中的流形分布近似地位于低维流形上，通过少量有标签和大量无标签的数据对此低维流形进行学习。聚类假设是指所有样本形成了一些分散的高密度区域，处于同一高密度区域的两个样本具有相同标签的可能性比较大。

在深度学习中，半监督学习主要采用两种方式进行训练。第一种是先采用无标签的数据对神经网络进行预训练，之后再使用有标签的数据对神经网络参数进行调整。由于先是采用了无标签数据，所以这种半监督学习的前半部分实际上是无监督学习，主要采用自编码机和受限玻尔兹曼机等神经网络。第二种是先采用有标签的数据对无标签的数据进行预测，然后对无标签数据进行标注，形成伪有标签数据，然后选择置信度较高的伪有标签数据放入有标签的数据中，再对所用的神经网络进行训练。

(三)主动学习

主动学习的思想是，通过查询策略，从未标注的数据中选择出最有价值的、包含信息最丰富的、最不容易区分的数据交给标注者进行标注，从而用更少的标注数据取得更佳的精度。凭借该特点，主动学习在标注成本昂贵的医学数据上展现出巨大潜力，被越来越多地使用。如 Zhou 等利用主动学习和迁移学习相结合的技术实现医学数据标注，与目前最先进的方法相比，可将标注成本降低至少一半。

常用的查询策略包括：Uncertainty Sampling、Query-By-Committee、Expected Model Change。其中，Uncertainty Sampling 计算简单且高效，因此成为最流行的查询策略之一。

Uncertainty Sampling 的思想是选择不确定性最高的数据进行标注，通常用信息熵来

表示不确定性，信息熵越大，不确定性越高，则该数据所包含的信息越丰富。其表达式为

$$x^* = \mathrm{argmax}_{i=1,2,\cdots,n} - \sum_j P(y_j \mid x_i) \log P(y_j \mid x_i) \tag{3-1}$$

其中，y_j 表示第 j 类的标签，$P(y_j \mid x_i)$ 表示 x_i 属于第 j 类的可能性，x^* 为需要标注的数据。当 x_i 属于各类的可能性相同时，信息熵最大。

(四)迁移学习

在计算机视觉和自然语言处理等方面，深度学习取得巨大成功的主要因素之一，得益于其大样本数据集的获取。但相比于其他领域，医学领域的公开数据集十分有限，是深度学习在医学影像分析中进一步提升效果的一大阻碍。为了应对小样本数据集的问题，目前研究者最常使用的方法是迁移学习，并已被证明可在医学影像分析中起到巨大作用。根据源域与目标域的关系，迁移学习可分为跨模态迁移和跨领域迁移两种方法。在医学数据分析中，研究者主要利用跨领域迁移来应对医学数据标注数据量小的问题，即先将神经网络模型在其他领域数据集上进行预训练，再应用于医学数据分析任务。

第二节　深度学习网络

(一)受限玻尔兹曼机

受限玻尔兹曼机(restricted Boltzmann machine，RBM)是一种随机神经网络，其神经元的输出服从玻尔兹曼分布。RBM 中的变量分为可见变量和隐藏变量，它们都是二元变量，即只取 0 或 1。整个 RBM 是一个二部图，变量之间的连接没有方向。

在医学数据分析中，通常将多个 RBM 堆叠起来组成深度玻尔兹曼机(deep Boltzmann machine，DBM)，由于其多层特性，可以提取出输入数据的高维特征，常用于分类和分割任务。无论是 RBM，还是 DBM，其神经元之间都是无方向连接的，若限制层间连接方向，则可由 DBM 构成深度置信网络(deep belief network，DBN)。

(二)自编码机

自编码机(autoencoder，AE)是一种无监督学习模型，或者说是一种自监督模型，其输入数据本身即作为标签使用。AE 由三部分组成：输入层、隐层和输出层。隐层部分为编码机，其神经元的数量要少于输入层神经元数量，意义在于可用更少的数据来表示输入数据，实现对输入数据的特征提取。输出层部分为解码器，负责将提取出的特征进行重构，尽量还原成与输入数据相同。与传统的特征提取方法——主成分分析法(principle component analysis，PCA)相比，AE 可提取出更复杂、更高维特征。其原因在于 PCA 是线性变换方法，而 AE 结构中有非线性变换的激活函数存在，可以处理更复杂的数据。在实际应用中，通常采用 AE 的堆叠版本或其他改进版本。稀疏自编码机(sparse autoencoder，SAE)是 AE 的一种改进版本，主要变化体现在网络训练时的目标函数上。SAE 在目标函数中加入稀疏惩罚项，从而将 SAE 的输出值向 0 靠近，得到稀疏编码输出值。去噪自编码机(denoising autoencoder，DAE)是在数据层面对 AE 进行改进，在训练过程中，向输入数据中加入随机噪声，标签值是训练数据本身，即不含噪声的原始数据，经过训练，DAE 可以去除加入的随机噪声，获得无噪声的数据，同时也意味着 DAE 可以学习到训练数据的高维特征。

(三)卷积神经网络

卷积神经网络(convolutional neural network，CNN)于 1989 年由 LeCun 等专家首次提出，被应用于手写字符的图像识别。2012 年，随着 AlexNet 在 ImageNet 竞赛中以绝对优势获得冠军，CNN 从此开始高速发展，成为当前深度学习中应用最广泛的网络结构，被大量应用于计算机视觉等各个领域。

典型的 CNN 包含卷积层、池化层、激活函数和全连接层或上采样层。其中，卷积层和池化层负责从输入数据中提取高维特征；激活函数用于向 CNN 中引入非线性变换，以解决卷积这种线性运算表达能力不足的问题；全连接层将该层的每个神经元与上一层的所有神经元连接，并将输出结果输入至分类器，如 Softmax、支持向量机(support vector machine，SVM)等；上采样层实现对输入图像的还原，可实现逐像素分类的目的。

CNN 是深度学习在医学图像处理中应用最广泛的网络，目前在各项任务中均取得了较好的性能，有些网络性能甚至超过了人类专家。下面主要介绍 CNN 中几种重要的运算、概念和结构，包括激活函数、感受野、Inception 模块、残差结构和编码-解码结构。

1. 激活函数　激活函数的目的是向神经网络中加入非线性变换。在使用梯度下降方法对神经网络中的参数进行优化时，需要对激活函数进行求导，因此激活函数必须是可导的，或者只有有限个点不可导。下面列出常用的激活函数及其公式，如图 3-1 所示。

Sigmoid 激活函数

$$f(x) = \frac{1}{1+e^{-x}} \tag{3-2}$$

TanH 激活函数

$$\text{TanH}(x) = \frac{2}{1+e^{-2x}} - 1 \tag{3-3}$$

ReLU 激活函数

$$f(x) = \begin{cases} 0, & x < 0 \\ x, & x \geqslant 0 \end{cases} \tag{3-4}$$

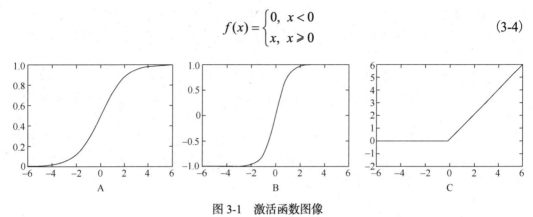

图 3-1　激活函数图像

A. Sigmoid 激活函数；B. TanH 激活函数；C. ReLU 激活函数

由图 3-1 可见，Sigmoid 激活函数和 TanH 激活函数都属于硬饱和函数，即函数导数的左右极限均趋于 0。在神经网络的反向传播过程中，函数的饱和性可能会导致神经网络出现梯度消失问题，而 ReLU 激活函数则可以缓解该问题，因此得到了更多的应用，且存在很多改进版本。

2. 感受野　感受野（receptive field，RF）是 CNN 某一层输出特征图上的像素点在原始图像上的映射区域大小，也可以理解为输出特征图上的像素点所包含原始图像的上下文信息量（图 3-2）。RF 的计算公式为

$$\mathrm{RF}_i = \left(\mathrm{RF}_{i+1} - 1\right) \times s_{i+1} + f_{\mathrm{size}_i} \tag{3-5}$$

其中，RF_i 为第 i 层所对应的 RF 大小，s_i 为第 i 层卷积核的步长，f_{size_i} 为第 i 层卷积核的大小。设置合适的 RF，可以有效地提升采用 CNN 处理医学图像任务的性能。为了增大 RF，可采用扩展卷积等方式进行卷积运算。

如图 3-2A 所示，经过两个 3×3 卷积运算后，一个像素点所对应的 RF 为 5×5，在两次卷积运算的通道数均为 c 的情况下，其总参数数量为 $2 \times c \times 3 \times 3 \times c = 18c^2$。图 3-2B 表示，经过一个 5×5 卷积运算后，一个像素点所对应的 RF 也是 5×5，在通道数为 c 的情况下，其总参数数量为 $c \times (5 \times 5 \times c) = 25c^2$。可见，经过小卷积核多次卷积的计算量要小于大卷积核较少次卷积的计算量，并且可以加入更多次的非线性运算，因此可获得更好的效果。

3. Inception 模块　Inception 模块来自 GoogLeNet，其目的是对图像进行多尺度处理，将多个不同大小的卷积核和池化层进行整合，利用小卷积核代替大卷积核，从而大幅度降低参数数量，进而解决神经网络过拟合和计算量过大的问题。图 3-3 所示的是一个简单的具有降维功能的 Inception 模块，用于处理具有过多通道的输入图像。该模块由四个单元组成，每个单元都包含一个 1×1 卷积核，1×1 卷积核可以在不改变特征图尺寸的前提下，对特征图的通道数进行改变。

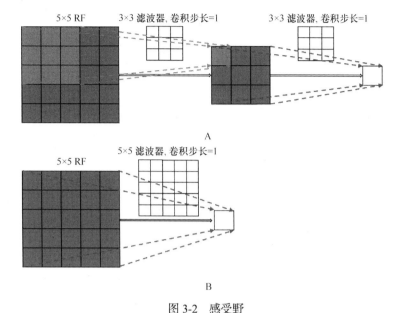

图 3-2 感受野

A. 两次 3×3 卷积运算后的对应感受野是 5×5；B. 一次 5×5 卷积运算后对应的感受野是 5×5

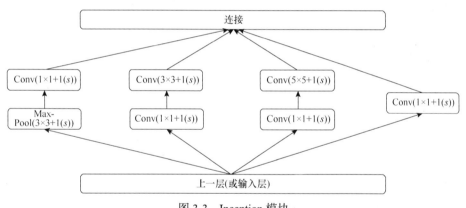

图 3-3 Inception 模块

$i(s)$：步长为 i，此处 $i = 1$

由上述内容可以看出，Inception 模块增加了网络的宽度，同时融合了多种不同的小卷积核，降低模型的参数数量，并且由于卷积核的大小不同，一个 Inception 模块可以融合多种 RF，增加模型获取的信息量。Inception 模块还可以结合残差思想，在将网络宽度增加的同时，获得更深的网络深度，提升网络性能。

4. 残差结构 在卷积神经网络中，随着网络深度的增加，神经网络可能会出现退化的现象，即神经网络的精度随着深度加深不再增加，甚至降低的现象。为了缓解这一问题，He 等专家提出残差网络 (residual neural network，ResNet)，ResNet 是由一系列的残差结构组成的，其结构如图 3-4 所示。残差结构的思想是在神经网络中加入恒等映射或线性映射，使得网络在前向传播时，输入信号可以从浅层直接传递到深层，而反向传播时，又可以将误差信号无须经过变换地传回浅层，从而抑制网络退化现象。

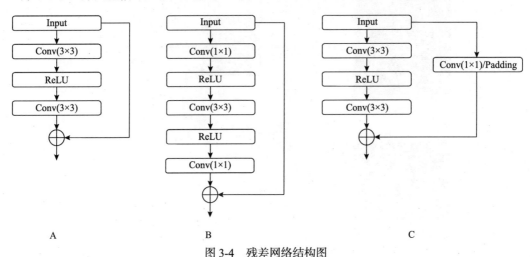

图 3-4　残差网络结构图
A. 两层恒等映射；B. 三层恒等映射；C. 线性映射

在心脑血管超声影像分析中，Lindsey 和 Garami 使用多种网络对颈动脉狭窄进行识别，SE-ResNext50 在该研究中取得了最佳性能。

5. 编码-解码结构　在医学影像的分割和特征提取任务中，编码-解码是最常用的网络结构，其代表网络为 FCN。编码-解码结构中，采用卷积和池化的方式对输入数据进行编码，随着编码的层级增加，可获取输入数据的高维特征。解码是对编码之后的数据进行上采样，主要使用双线性插值和转置卷积两种方法。

双线性插值即在 x 和 y 两个方向分别进行线性插值，假设未知函数 $f(x,y)$ 在点 (x_1,y_1)、(x_1,y_2)、(x_2,y_1) 和 (x_2,y_2) 的值分别为 $f(x_1,y_1)$、$f(x_1,y_2)$、$f(x_2,y_1)$ 和 $f(x_2,y_2)$。首先在 x 方向进行插值，得到 $f(x,y_1)$ 和 $f(x,y_2)$，其公式为

$$f(x,y_1) \approx \frac{x_2 - x}{x_2 - x_1} f(x_1,y_1) + \frac{x - x_1}{x_2 - x_1} f(x_2,y_1) \tag{3-6}$$

$$f(x,y_2) \approx \frac{x_2 - x}{x_2 - x_1} f(x_1,y_2) + \frac{x - x_1}{x_2 - x_1} f(x_2,y_2) \tag{3-7}$$

再使用得到的 $f(x,y_1)$ 和 $f(x,y_2)$ 在 y 方向进行插值，得到最终结果 $f(x,y)$，公式为

$$f(x,y) \approx \frac{y_2 - y}{y_2 - y_1} f(x,y_1) + \frac{y - y_1}{y_2 - y_1} f(x,y_2) \tag{3-8}$$

转置卷积的过程是卷积的逆过程，图 3-5 所示为一种转置卷积方法。

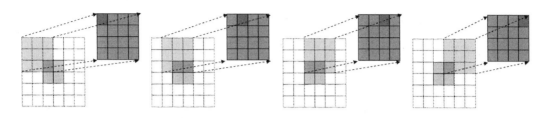

图 3-5 转置卷积方法

(四)循环神经网络

普通的神经网络在运行时，各层神经元每次处理的都是独立的输入数据，这意味着普通的神经网络没有记忆功能。所以当我们需要处理数据间的关联问题时，就需要引入拥有记忆功能的循环神经网络（recurrent neural network，RNN），如图 3-6A所示。

RNN 引入了循环层，可将网络中的每一层看作一个时间序列，当前序列的状态量 h_t 由一个输入量 x_t 和上一序列的状态量 h_{t-1} 共同决定，而 h_{t-1} 又由 x_{t-1} 和 h_{t-2} 决定，依此类推，可见 h_t 实际上是由此前的所有状态量和输入量决定的，体现了 RNN 的记忆性。RNN 的输出值 y_t 是以循环层的输出值 h_t 作为输入，其表达式为 $y_t = f(W_0 h_t + b_0)$，$f()$ 为变换函数，通常取 Softmax 函数，如式（3-9）所示。其中 y_i 为第 i 个输出值属于某一类的概率，e^{z_i} 为第 i 个输出值，N 为总输出个数。W_0 和 b_0 为权重矩阵和偏置向量。

$$y_i = \frac{\mathrm{e}^{z_i}}{\sum_{j=1}^{N} \mathrm{e}^{z_j}} \tag{3-9}$$

但是由于 RNN 考虑了当前输出之前时间序列上所有输入对其造成的影响，在进行反向传播的时候，会遇到梯度爆炸或者消失的问题，因此 RNN 的训练比较困难。尤其是当输入序列很长的时候，这种情况尤为严重。为了解决该问题，Hochreiter 和 Schmidhuber 于 1997 年提出了长短时记忆（long short-term memory，LSTM）模型。

LSTM 是一种加入了门控单元的 RNN。LSTM 对 RNN 的循环层进行了改变，加入了输入门、遗忘门和输出门三个门控单元，避免了使用前面公式直接计算隐层的值，其计算如图 3-6B 所示。图 3-6B 中，σ 为 Sigmoid 函数，C_t 为 t 时刻的状态值。LSTM 能够缓解梯度爆炸或消失的原因在于，若将 LSTM 的各个输出值展开，则会发现最早时刻的输入值没有与权重矩阵累次相乘，避免了反向传播困难的问题。也可以理解为，LSTM 会减弱更早时间线上的输入对当前输入的影响。

在医学数据分析中，RNN 和 LSTM 的应用还相对较少，主要应用于通过以前的输入数据来预测随后的数据。

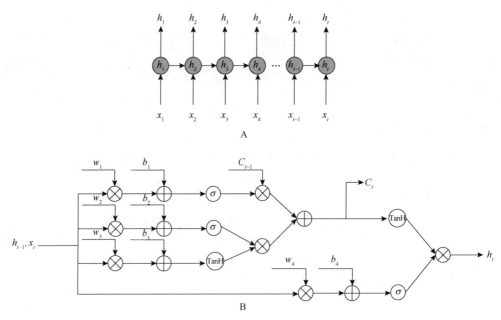

图 3-6　循环神经网络及计算

A. 循环神经网络；B. 长短时记忆模型计算图

第三节　医学影像数据分析中常用的深度学习网络

（一）分类网络

分类是医学影像分析中最基本的任务，也是热门任务。应用于医学影像分类的深度学习网络有很多，图 3-7 中给出了 GoogLeNet、ResNet 和 VGGNet 的网络结构。

GoogLeNet 和 ResNet 前文中已经提过，下面介绍 VGGNet。VGGNet 的特点是全部使用小卷积核来代替大卷积核。卷积层使用步长为 1，大小为 3×3 的卷积核。池化层选择步长为 2，大小为 2×2 的卷积核。激活函数全部使用 ReLU。前文已得出两次 3×3 卷积与一次 5×5 卷积效果一样。同样地，三次 3×3 卷积与一次 7×7 卷积效果一样。所以，使用小卷积核的目的在于减少参数数量，增加非线性运算次数，从而增加网络训练速度并缓解可能发生的过拟合问题。

（二）分割网络

在医学影像分割任务中，U-Net 是最常用的网络之一，也出现了很多 U-Net 的改进版本。U-Net 采用了四次下采样和四次上采样结构，形成了一个 U 形结构，如图 3-8 所示。并在下采样和上采样之间使用了跳跃连接，保留了下采样获取的特征，并降低了梯度消失的风险。SegNet 也是一种编码-解码结构（图 3-9A），在下采样过程中使用了 VGG16 网络，并且在下采样的池化过程中，保留了池化的索引值。之后利用下采样池化索引进行上采样，如图 3-9B 所示。

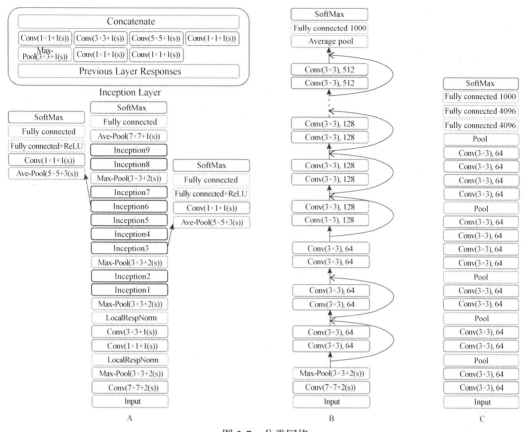

图 3-7　分类网络

A. GoogLeNet；B. ResNet；C. VGGNet

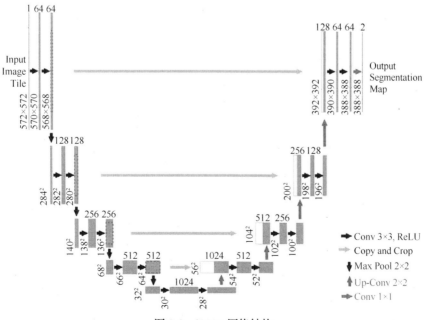

图 3-8　U-Net 网络结构

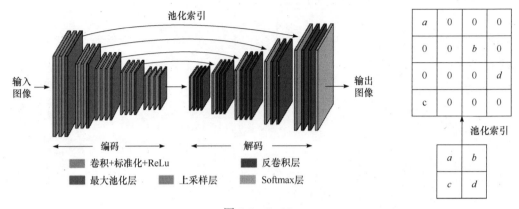

图 3-9　SegNet

A. SegNet 网络结构；B. SegNet 上采样过程

（三）检测网络

在目标检测任务中，有两种常用的方法。一种是使用候选区域和深度学习结合的双步方法，其代表是 Faster R-CNN 系列。另一种是将目标检测转化为回归问题单步方法，其代表是 YOLO(you only look once) 和 SSD(single shot detection)。

Faster R-CNN 由两个网络组成，一个是 RPN，另一个是检测网络，两种网络共享网络参数如图 3-10A 所示。RPN 是一个候选区域建议网络，用来预测每个对象的边界和相应概率，检测网络对 RPN 所产生的区域进行进一步检测分析。与 Faster R-CNN 不同，YOLO 将候选区域建议和检测两种网络集成在一起，形成了一个统一的网络，如图 3-10B 所示，直接预测目标的位置和类别，因此称为单步方法。

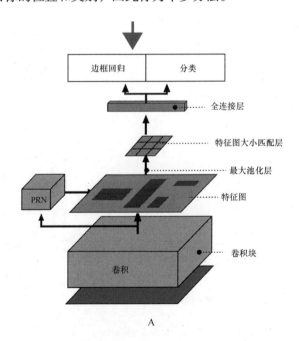

A

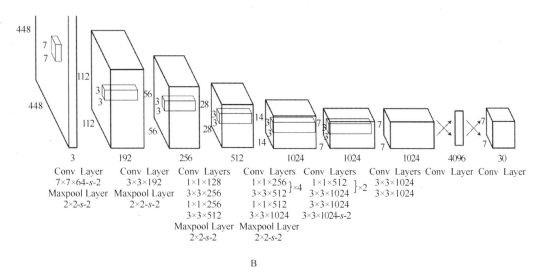

B

图 3-10　检测网络

A. Faster R-CNN 结构；B. YOLO 结构

第四节　讨论与总结

前文详细介绍了深度学习方法和常用的深度学习模型，在表 3-1 中将对医学领域中常用的深度学习网络进行总结。大量有标签数据集的获取是深度学习能够在计算机视觉、语音识别、自然语言处理等方面取得巨大成功的主要原因。但医学领域有标签数据集的获取难度远远大于其他领域。首先，医学数据具有隐私性和敏感性，不便建立大量公开数据集。其次，医学数据集标注难度高，专业性和主观性强，导致成本昂贵，且烦琐费时。目前在生物医学领域，解决小样本标注数据集的方法有两种，第一种是使用迁移学习，第二种是使用半监督学习或主动学习。迁移学习主要是依靠跨领域迁移，使用其他领域的数据集对深度学习网络进行预训练，之后对网络进行微调。使用半监督学习或主动学习是通过加大对无标注数据集的应用，减弱网络对有标签数据集的依赖。

表 3-1　医学领域中常用的深度学习方法

深度学习模型	常用网络结构	主要应用
CNN	GoogLeNet, ResNet, AlexNet, VGGNet, FCN, U-Net	分类，目标检测，组织分割，图像重建
AE	AE, SAE, DAE	分类，组织分割，特征提取，去噪
RBM	RBM, DBM, DBN	分类，组织分割
RNN	RNN, LSTM	分类

深度学习还面临着一些其他问题。第一，自深度学习进入人们视野以来，大量新颖的具有创新性的网络频繁出现。但是目前网络结构变化已经较少，更多的是通过对已有神经网络模型的堆叠来获取更好的性能。第二，深度学习网络通常需要大量的训练时间

和高性能的硬件支持，不利于深度学习的实际应用。第三，深度学习的泛化性不高、不同的信号采集设备、不同模态的信号等，都会对深度学习网络的性能造成很大影响。

深度学习作为目前最炙手可热的技术之一，吸引了大量学者对其进行研究。大量的研究结果表明，深度学习在生物医学领域具有广阔的应用前景和开发潜力。虽然深度学习在医学领域应用中面临着各种各样的困难，但是随着对深度学习研究的不断加深，计算机及医学信号采集设备硬件的提升，以及深度学习和医学交叉融合的深入，深度学习一定会在生物医学领域取得更大的成功。

参 考 文 献

周志华, 2016. 机器学习. 北京: 清华大学出版社.

Badrinarayanan V, Kendall A, Cipolla R, 2017. Segnet: A deep convolutional encoder-decoder architecture for image segmentation. IEEE Trans Pattern Anal Mach Intell, 39(12): 2481-2495.

Hinton G E, Osindero S, Teh Y W, 2006. A fast learning algorithm for deep belief nets. Neural Comput, 18(7): 1527-1554.

Hochreiter S, Schmidhuber J, 1997. Long short-term memory. Neural Comput, 9(8): 1735-1780.

Krizhevsky A, Sutskever I, Hinton G E, 2017. ImageNet classification with deep convolutional neural networks. Communications of the ACM, 60(6): 84-90.

LeCun Y, Boser B, Denker J S, ct al., 1989. Backpropagation applied to handwritten zip code recognition. Neural Comput, 1(4): 541-551.

Lewis D D, Gale W A, 1994. A sequential algorithm for training text classifiers. London: Springer-Verlag, 3-12.

Lindsey T, Garami Z, 2019. Automated stenosis classification of carotid artery sonography using deep neural networks//2019 18th IEEE International Conference on Machine Learning and Applications(ICMLA). Boca Raton, FL: IEEE.

Liu S F, Wang Y, Yang X, et al., 2019. Deep learning in medical ultrasound analysis: a review. Engineering, 5(2): 261-275.

Liu W, Anguelov D, Erhan D, et al., 2016. SSD: Single shot multibox detector. European Conference on Computer Vision. Amsterdam, Netherlands. Springer, 21-37.

Menegola A, Fornaciali M, Pires R, et al., 2016. Towards automated melanoma screening: Exploring transfer learning schemes. arXiv preprint arXiv:1609.01228.

Redmon J, Divvala S, Girshick R, et al., 2016. You only look once: Unified, real-time object detection//2016 IEEE Conference on Computer Vision and Pattern Recognition(CVPR). Las Vegas, NV: IEEE.

Ren S, He K, Girshick R, et al., 2016. Faster R-CNN: Towards real-time object detection with region proposal networks. IEEE Trans Pattern Anal Mach Intell, 39(6): 1137-1149.

Ronneberger O, Fischer P, Brox T, 2015. U-Net: Convolutional networks for biomedical image segmentation// International Conference on Medical Image Computing and Computer-Assisted Intervention. Munich, Germany: Springer, 234-241.

Salakhutdinov R, Hinton G, 2009. Deep boltzmann machines. Journal of Machine Learning Research, 5(2): 448a-455.

Settles B, 2009. Active learning literature survey. Madison: University of Wisconsin-Madison Department of Computer Sciences.

Settles B, Craven M, Ray S, 2007. Multiple-instance active learning. Adv Neural Inf Process Syst, 20: 1289-1296.

Shelhamer E, Long J, Darrell T, 2017. Fully convolutional networks for semantic segmentation. IEEE Trans Pattern Anal Mach Intell, 39(4): 640-651.

Simonyan K, Zisserman A, 2014. Very deep convolutional networks for large-scale image recognition. arXiv preprint arXiv:1409.1556.

Szegedy C, Liu W, Jia Y, et al., 2015. Going deeper with convolutions//2015 IEEE Conference on Computer Vision and Pattern Recognition. Boston, MA: IEEE.

Wang G, 2016. A perspective on deep imaging. IEEE Access, 4: 8914-8924.

Zhou Z, Shin J Y, Gurudu S R, et al., 2018. Active learning and transfer learning to reduce annotation efforts. arXiv preprint arXiv:1802.00912.

（王　宇　姚育东）

第四章　基于深度学习的冠状动脉自动分割及钙化检测

心血管疾病是最危险的疾病之一。冠状动脉向心脏提供血液，当冠状动脉发生粥样硬化而引起管腔狭窄时，会导致胸闷等不适症状。随着我国生活水平的提高，膳食营养成为影响心血管疾病的因素之一，膳食胆固醇增高会加重心血管疾病的发病率，从而使得心血管疾病不断蔓延。近些年冠心病出现在不同年龄段，冠心病有发病率高、死亡率高、致残率高等特点，并且诊断较为复杂。一般地，冠心病的诊断需要从复杂解剖结构中精确地分割出冠状动脉树，对病灶进行进一步分类。随着医疗技术的不断发展，大量的医学图像在为诊断提供方便的同时，也增加了医师的工作负担。因此，进行冠状动脉图像的自动分割研究具有重要的意义。

计算机的普及使得计算机辅助诊断能够在冠心病的诊断过程中极大地节省医师们的时间，冠状动脉的自动、半自动分割是冠心病计算机辅助诊断的基本步骤。早期冠状动脉的自动分割使用传统分割方法，如边缘检测滤波器和数学方法，传统分割方法耗时长，而且分割结果仍不理想。使用机器学习的辅助诊断算法能够对带有风险隐患的普通患者进行预测，在病情恶化之前及时介入干预。在其诊疗阶段，图像分割、图像增强及重建技术的进步都对冠心病的精准诊疗具有重要影响。

随着人工智能技术的快速发展，机器学习(machine learning，ML)算法被广泛地应用到冠状动脉图像分割中，使用机器学习方法提取冠状动脉成为一种长期的主导技术。机器学习方法不仅可以解决对冠状动脉疾病分析耗时这一问题，还可以扩大辅助诊断的范围。通过使用灰度直方图去拟合正态分布曲线，对目标区域进行分割和提取，可以实现冠状动脉图像的自动分割。该方法可以自动寻找种子点、对病变部位进行完整的分割，解决了医学图像分割方法不能完全摆脱人工辅助选取阈值的问题。也有使用区域增长算法和分水岭算法对图像进行分割，但与区域增长算法和分水岭算法进行比较，拟合算法不仅在分割精度和自动化程度上具有显著优势，而且还能够弥补以往常规计算机断层成像(computed tomography，CT)等检查手段的不足。这种方法增大了医师及时发现早期较小的、位置隐蔽的病灶的概率，最终为患者设计最佳个性化治疗方案提供了新的可能。

深度学习(deep learning，DL)算法可以自动提取医学图像中的复杂特征，从而实现对冠状动脉造影进行更精细的检测与分割。DL已越来越多地被应用到冠状动脉的分割中，甚至已经应用到商业软件中。医学图像分割是从背景医学图像如 CT 血管成像(computed tomography angiography，CTA)中识别器官或病变的位置。深度卷积神经网络(convolutional neural network，CNN)在二维冠状动脉图像分割中取得了显著的成果，但CNN在三维冠状动脉图像分割中将冠状动脉分割出来仍然是一项艰难的任务。在Shen

等的研究中，通过使用一种基于 DL 和传统水平集的方法分割冠状动脉实现了对三维冠状动脉图像的分割，利用三维全卷积网络(3D fully convolutional network，3D FCN)学习冠状动脉的三维语义特征，在整个网络中增加注意机制，以增强血管区域，这样做大幅提高了分割的精度。Balaji 等采用一种基于胶囊网络的 DL 模型(DeepCap)分割血管内光学相干断层成像(intravascular optical coherence tomography，IVOCT)图像中的冠状动脉管腔。

DL 技术在医学影像中对冠状动脉分割的应用，本章做了一个全面的综述，包括主流的网络模型、分割方法及分割结果。本章更多地关注 DL 在冠状动脉分割研究和冠状动脉钙化检测中的应用，深入探讨了分割方法使用的深度模型结构、公开的数据集、冠状动脉不同的数据模态及对它们优缺点的比较。首先概括冠状动脉分割常用的数据模态、数据预处理方法及公开的数据集；其次概括主流的深度学习模型；然后概括冠状动脉的分割方法；接着概括冠状动脉的钙化及其检测；最后对本章进行讨论总结。

第一节 数据集及数据预处理

良好的数据质量是学习可靠计算模型的重要前提，尤其是依赖于大数据的 DL 模型。使用 DL 方法进行冠状动脉图像的自动分割需要大量的训练数据。冠状动脉的成像一般使用 CTA、IVOCT、血管内超声(intravenous ultrasound，IVUS)等。数据的很多特性会影响深度神经网络等模型分割冠状动脉的效果，对原始数据做预处理是一个关键步骤。

(一)数据集

DL 是由大数据驱动的机器学习算法，其本质上是学习训练数据中的内在规律和表示层次。因此，使用图像质量高、分割准确的训练数据集是得到一个性能良好的模型的基础。本章统计了近年来关于冠状动脉分割的论文，发现一些高性能的冠状动脉分割模型都是基于作者本人建立的数据集进行训练的。现阶段，在冠状动脉领域中的确缺乏准确的、可靠的、样本数量大的公开数据集。

MICCAI 是由国际医学图像计算和计算机辅助干预协会(Medical Image Computing and Computer Assisted Intervention Society)举办的学术会议，此会议公开的一个心脏 CT 血管成像(cardiac computed tomography angiography，CCTA)图像数据集是目前最受欢迎的相关数据集。该数据集由 40 组数据组成，其中包括 20 位患者和 20 位健康人的造影图像。

荷兰鹿特丹大学医学中心的 M. C. Erasmus 提供的 CTA 数据集包括在接受心脏 CTA 检查的患者中随机选择的 32 位患者数据，8 个数据用于训练，24 个数据用于测试，这个数据集为每个训练都提供了 4 个选定的血管中心线的位置和血管半径的点表。另一个由鹿特丹大学提供的冠状动脉狭窄检测和量化评估的数据集包括 48 个 CTA 数据，并且提供了真实值，针对心脏不同部位提供了三维模型以便于进行可视化操作。

在已发表的论文中，多采用专家评估的方式，由作者自行建立训练集进行 DL 研究。但这种方式依赖于多位专家评估的准确性，并且数据质量也难以保证。冠状动脉分割的图像采集相对比较困难，分割标注需要经验丰富的专家重复地进行评估，这更加体现出了进行冠状动脉自动分割研究的意义。

（二）数据模态

冠状动脉造影（coronary angiography，CAG）是诊断冠状动脉疾病的一种有创手段，是目前临床诊断冠状动脉狭窄的"金标准"。冠心病的诊断方法可选择目前较为流行的 CTA、IVUS、IVOCT 等诊断技术。其中，IVOCT 和 IVUS 由于其高分辨率和成像速度快的特点被广泛应用于冠状动脉分割中。

1. 冠状动脉 CT 血管成像　CTA 是指通过造影剂充盈血管腔和心腔，使血管腔和血管壁的密度产生显著差异，利用多层螺旋 CT（multi-slice spiral CT，MSCT）对冠状动脉扫描，从而了解冠状动脉病变的情况。MSCT 大大改善了传统 CT 扫描速度慢、消耗时间长的缺点，提高了时间和空间分辨率，有助于冠状动脉疾病的诊断和评价。

在医学图像分割中，DL 已被大量应用于不同模态图像的分割，其中包括 CTA、IVOCT 等。由于图像存在质量低、有伪影等问题，从冠状动脉造影和血管内成像技术中准确地分割出冠状动脉是一项具有挑战性的任务。为了分析冠状动脉狭窄程度，辅助医师进行诊断，从 CTA 中提取冠状动脉是一个关键步骤，但是斑块的复杂性使得分割方法得到的结果不准确，这也导致分割出的血管狭窄不可靠。在实际造影图像中存在的造影剂不均匀、衰减、X 射线曝光不均匀等问题，也使得准确、清晰地分割出冠状动脉较为困难。

CTA 具有高分辨率的优点，被广泛应用于冠状动脉疾病的诊断中。传统手动分割是一项耗时、耗力的工作，并且在不同的观察者中存在着显著差异。现代 CTA 能够生成大量的三维图像体数据，采用 DL 模型可以对三维 CTA 进行分割，并且会提高分割精度。Shen 等采用基于 3D FCN 和传统水平集相结合的方法对冠状动脉 CTA 进行分割。Chen 等采用基于三维多通道的 U-Net 网络结构对冠状动脉 CTA 进行全自动分割，该方法提高了 CTA 分割的精确度。

2. 血管内超声成像　IVUS 技术自 20 世纪 90 年代初开始应用于临床，主要应用于冠状动脉疾病的诊断，是目前得到广泛应用的较为成熟的冠状动脉内成像方法。IVUS 被称为透视冠状动脉的"第三只眼"，IVUS 是将无创性的超声技术和有创性的导管技术结合起来的一种成像方式，IVUS 导管的顶端带有微型化的超声换能器，适用于冠状动脉的成像，可以提供包括管腔和血管壁在内的横截面成像，可以观察管腔和血管壁的形态结构。IVUS 可以通过病变的回声特性判断病变的性质，能精确提供管腔尺寸和病变的狭窄程度。

大量研究表明，IVUS 对冠状动脉钙化（coronary artery calcification，CAC）和粥样硬化病变的诊断及治疗有很大的意义。IVUS 图像可以显示在冠状动脉壁内膜的斑块，根据冠状动脉钙化病变在血管壁分布的位置可分为内膜钙化、中膜钙化和混合钙化。

IVUS 对临床诊断和应用研究越来越重要。IVUS 可评价冠状动脉粥样硬化病变的分布范围、严重程度和病变的组成成分。Kim 等使用全卷积网络（fully convolutional network，FCN）分割 IVUS 冠状动脉壁和冠状动脉管腔，从而确定冠状动脉管腔和斑块病变区域。但 IVUS 的分辨率有限，不足以检测阈值很小的斑块。

3. 血管内光学相干断层成像　IVOCT 是一种现代的高分辨率成像工具，能提供较 IVUS 高 10 倍的分辨率，已被证明在临床上是有用的。其可以显示管腔的几何形状和尺寸、冠状动脉壁的形态，可以清晰地显示冠状动脉壁的三层结构。IVOCT 能清晰地显示斑块特征，可以在体外诊断斑块形态，检测易损斑块，发现钙化病变的边界，并准确描绘其轮廓。

冠状动脉 CT 血管造影技术虽然是评估冠心病的"金标准"，但仍存在一定的局限性，如冠状动脉造影只显示管腔轮廓，观察冠状动脉的维度时也有很大的局限性。IVOCT 是一种横截面成像工具，具有分辨率高、成像速度快、穿透能力强、价廉、无创等特点。IVOCT 能够对冠状动脉管腔结构成像，并且可以显示管腔结构的微小变化，提供冠状动脉管腔和血管壁的信息，如冠状动脉管腔的形状、尺寸及血管壁结构等信息，从而更好地指导患者治疗的过程。

从 IVOCT 图像中可以提取冠状动脉的几何结构、管腔直径、面积和壁厚等信息，这些信息都是指导冠状动脉分割的相关因素，对临床医学研究有很大的帮助。近些年来，研究者们对冠状动脉 IVOCT 图像分割提出了很多高效的方法，如 Balaji 等采用基于胶囊网络的深度模型对 IVOCT 图像进行冠状动脉分割。IVOCT 技术对冠状动脉疾病分析、诊断和治疗起到了至关重要的作用，这一项研究工作具有很好的发展前景。

4. X 射线血管造影图像　X 射线血管造影图像分析系统是应用于诊断冠状动脉疾病的主要成像技术，可用于冠状动脉和外周血管 X 射线影像量化分析，以及左心室 X 射线影像量化分析，对临床冠心病诊断有很大帮助。

X 射线实际上是一种波长极短、能量很大的电磁波。X 射线具有穿透性，但人体组织间有密度和厚度的差异，当 X 射线透过人体不同组织时，被吸收的程度不同，经过成像处理后即可得到不同灰度的影像。由于 X 射线技术的成像结果是人体组织在一条直线上的二维投影，因此一些心脏结构和大血管有时是不可见的。在确定近端病例时，X 射线技术不如 CTA 或者 MRI 技术的成像效果。然而，X 射线血管造影技术可以评估整个冠状动脉和周围径流。因此，X 射线血管造影可以在术前评估中使用，以避免手术时意外的冠状动脉损害。通过用 X 射线进行前后两帧的图像采集，然后将两幅图像相减，可以使冠状动脉的血管造影部分显示得更加突出，这种成像方式被称为数字减影血管造影（digital subtraction angiography，DSA）。DSA 目前常应用于冠状动脉分割中。表 4-1 总结了冠状动脉造影不同模态的优缺点。

表 4-1　冠状动脉造影不同模态的优缺点比较

成像模态	成像质量	检测准确性	斑块性质确定	异常发现率	成像时间
DSA	高	中	中	中	短
CTA	中	高	高	高	长

续表

成像模态	成像质量	检测准确性	斑块性质确定	异常发现率	成像时间
IVOCT	最高	最高	最高	最高	长
IVUS	高	高	高	高	长

注：DSA. 数字减影血管造影；CTA. CT 血管成像；IVOCT. 血管内光学相干断层成像；IVUS. 血管内超声

(三)数据预处理

神经网络的学习，也就是训练过程，在这个过程中，神经网络不断调整网络的权值和阈值，以达到学习和训练的目的。在训练过程中，如果每批训练数据的分布各不相同，那么神经网络在每次迭代时都需要学习适应数据的不同分布，这样会大大降低网络的训练速度，所以在训练网络之前对数据进行归一化处理是至关重要的。在不同的评价指标中，对输入数据进行归一化处理，使数据被限制在一定的范围内，这可以提高模型的训练速率，加快模型的收敛，在一定程度上还可以缓解深层网络中的梯度弥散问题。

深度神经网络具有非常强的学习能力，当只有少量训练样本时，会造成过拟合，训练出的模型也难以应用。数据扩充是使网络具有不变性和鲁棒性的关键步骤，可以减少过拟合现象的发生。最简单的数据扩充方法是垂直翻转图像或水平翻转图像，另一个常用的数据扩充方法是随机裁剪，但随机裁剪出来的区域也许是不需要或者没有血管的区域，除此还可以通过对图像进行旋转、剪切或者扭曲图像来进行数据扩充，弹性形变也是用于冠状动脉分割时增加训练样本的一种有效方法。

由于冠状动脉造影图像背景复杂，对比度低，对其进行预处理后，虽然去除了图像中的随机噪声、椒盐噪声等形式的噪声，但图像中还存在肺、肋骨等其他人体组织，这些组织形成背景噪声。可以采用中值滤波、低通滤波、对比度增强及灰度翻转对造影图像数据进行滤波预处理。可以对图像进行旋转操作，从而使冠状动脉造影图像增强，也可以采用形态学 Top-Hat 变换和高斯匹配滤波法使冠状动脉造影图像增强。

第二节　深度学习模型

近几年，DL 被广泛应用到冠状动脉图像分割中，成为冠状动脉图像分割的首选方法，基于 DL 的方法可从冠状动脉图像中自动提取复杂的特征以检测和分割冠状动脉。

卷积神经网络(CNN)是一种前馈神经网络，包括卷积层、池化层及全连接层，可通过端到端训练的监督模型，自动学习特征的层次结构，具有多个公共特征提取阶段(隐层)，可以对输入图像进行卷积、池化操作，从而压缩图像的维度。CNN 是 DL 中最为成熟的模型之一，近年来，CNN 越来越广泛地应用于冠状动脉图像分割中。Yong 等采用线性回归卷积神经网络自动分割冠状动脉 IVOCT 管腔，Yang 等采用 CNN 对 X 射线冠状动脉造影进行分割。

FCN 可以保留原始输入图像中的空间信息，能够在上采样的特征图上进行逐像素分类，即能够进行像素级语义分割。FCN可以接受任意尺寸的输入图像，用反卷积层对最后一个特征图进行上采样，使其恢复到与输入图像相同的尺寸，从而对每一个像素都产生一个预测，使得对冠状动脉的分割更加准确，并且这种方法还可以保留原始输入图像的空间信息。很多分割网络都是基于FCN做改进，如U-Net网络。U-Net网络的两个最大特点就是U形结构和跳跃连接，包括特征提取和上采样两部分。U-Net网络结构固定，与FCN相比，U-Net网络的参数量大大减少，使用U-Net网络进行图像的语义分割较为简单，并且可以提高分割冠状动脉的速度和准确度。

常用的SegNet网络是一个由Encoder和Decoder组成的对称网络，通过对图像中每一个像素点进行分类来实现冠状动脉图像的分割。

胶囊网络(capsule network，CapNet)可以看作一个向量，胶囊网络最大的特点是向量输入和向量输出，参数更新方式是协议路由原则。CapNet的向量或胶囊包含有关所提取特征在空间中的方向、该特征的大小及该特征的其他属性的信息。相对于CNN，训练CapNet网络时需要较少数据，网络可以提取更多信息。

第三节　冠状动脉解剖结构及自动分割

冠状动脉走行于心脏表面，环绕心脏分布，是供给心脏血液的动脉。正常的冠状动脉有两大支，即左冠状动脉(left coronary artery，LCA)和右冠状动脉(right coronary artery，RCA)(图4-1)。冠心病是一种最常见的、死亡率极高的心脏疾病，严重威胁着人类的健康，准确的冠状动脉分割对临床冠状动脉疾病诊断起着至关重要的作用。

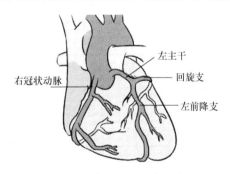

图4-1　正常的冠状动脉示意图

(一)冠状动脉粥样硬化

冠状动脉粥样硬化也称冠状动脉疾病，是冠心病的早期表现，是目前世界上广受关注的疾病之一。冠状动脉粥样硬化是一种缺血性心脏病，是许多心血管疾病的核心，在发展中国家和发达国家的发病率和死亡率中都占很大比例。冠状动脉粥样硬化病变形成之前的最早变化发生在内皮中，内皮细胞对脂蛋白和其他血浆成分的通透性会增加，脂质代谢出现障碍，血脂逐渐沉淀在冠状动脉管壁上，形成斑块，这就造成了动脉粥样硬化，这个过程比较缓慢。

　　所谓冠状动脉管腔狭窄也是粥样硬化所致，当冠状动脉管腔狭窄到一定程度就会出现心肌缺血，从而导致冠心病。健康的冠状动脉没有斑块存在，有足够大的血管腔，可给心脏肌肉供应足够的血液。当冠状动脉管腔出现粥样斑块时，经过冠状动脉的血流减少，从而造成心肌缺血，当造影剂在冠状动脉远端可以完全而且迅速充盈与消除时，与正常冠状动脉情况相同，则可诊断为冠心病。

　　正常的冠状动脉壁由内膜、中膜和外膜三层组成(图 4-2A)。内膜很薄可以减少血流阻力，外膜可以防止血管过度扩张。随着年龄增长，内膜平滑肌细胞数呈向心性增加。动脉粥样硬化病变在内膜形成。中膜是动脉的肌层，以内、外弹力层为界。外膜为动脉的最外层，如果冠状动脉的外膜壁出现钙化，一般不必过度担心。动脉粥样硬化的特点是从内膜开始，一般先有脂质积聚、出血及血栓形成，进而纤维组织增生及钙质沉着，并有动脉中层逐渐蜕变和钙化，导致冠状动脉壁增厚变硬、管腔狭窄，斑块周围的微血管开始出血(图 4-2B)。当冠状动脉粥样硬化引起血管腔狭窄或闭塞时，会导致心肌缺血、缺氧或坏死，这种心脏病称为冠心病。

　　最早采用心电图诊断冠心病，但是心肌缺血和心电图的改变并不一定是一致的，当一个患者的冠状动脉粥样硬化很严重时，他的心电图可能是正常的，所以使用心电图诊断冠心病存在一定的缺陷。随着现代医学成像技术的不断发展，诊断冠心病可以采用DSA、CTA 等成像技术。冠状动脉造影及血管内成像技术是目前冠状动脉疾病诊断的"金标准"，可以明确冠状动脉有无狭窄，狭窄的部位、程度、范围等，并可据此指导进一步治疗，具有很好的医学诊断参考价值。

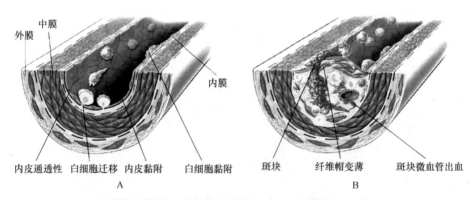

图 4-2　冠状动脉管腔结构及动脉粥样硬化中的内皮功能障碍和不稳定的纤维斑块

A. 冠状动脉血管壁结构，形成动脉粥样硬化病变初期时的内皮功能障碍；B. 冠状动脉血管腔出现斑块，
纤维帽变薄，冠状动脉管腔狭窄，斑块微血管出血

(二) 正常冠状动脉解剖结构

　　人体的冠状动脉按照位置通常被分为 17 段，因其呈现出树形结构，所以称为冠状动脉树。自动分割出整个冠状动脉树可以减少对冠状动脉进行分析的时间，有利于医师在临床诊断和治疗的可视化。为了能够准确判断和分割冠状动脉造影的结果，必须充分掌握关于冠状动脉解剖和冠状动脉分割方面的知识。人类正常的冠状动脉分为 LCA 和

RCA 两大支，其余血管均由这两支血管发出，并分布于心脏表面及心肌中。

冠状动脉解剖结构分为 LCA 和 RCA 两大支(图4-3)。大多数人的 LCA 开口在升主动脉左后方的左冠窦内，也有少部分人的开口在窦外。从 LCA 开口出来是冠状动脉左主干(left main coronary artery，LM)，LM 又可分为左前降支(left anterior descending branch，LAD)和左旋支(left circumflex，LCX)两支，LAD 走行于左右心室间，可将 LAD 分为对角支(diagonal branch，D)、前间隔支(anterior septal artery，S)、右前室支和左圆锥支。LCX 与 LAD 的走向几乎是一个直角,LCX 可以一直延伸到后降支(posterior descending branches，PD)，从 LCX 发出的分支有钝缘支(obtuse marginal branch，OM)、左心室前支、左心室后支(left posterior ventricular branch，PL)、左心房支和 Kugel 动脉。

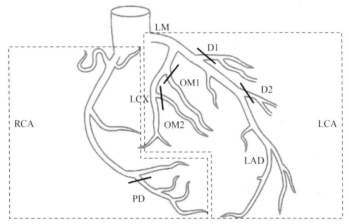

图 4-3　冠状动脉解剖结构示意图(Zakkaroff et al.，2018)

RCA. 右冠状动脉；PD. 后降支；LM. 左主干；LAD. 左前降支；D1. 第一对角分支；
D2. 第二对角分支；LCX. 左旋支；OM1. 第一钝缘支分支；OM2. 第二钝缘支分支

通常 RCA 的开口于升主动脉右前方的右冠窦内。从 RCA 发出的分支包括右圆锥支(right corus artery，CA)、窦房结支(branch of sinuatrial node，SB)、右心室前支(right anterior ventricular branch，RV)、锐缘支(right marginal branch，AM)、后降支(posterior descending branch，PD)、右心房动脉(right atrial artery)及房室结支(branch of atrioventricular node，AVM)。

(三)冠状动脉自动分割

冠状动脉疾病导致供血心肌缺血，最严重的情况是心肌梗死，因此检查供血血管是一项重要的任务。本章根据数据模态及图像维度对近年来基于 DL 的冠状动脉分割方法进行了总结。

冠状动脉分割方法由于现代医学成像模式，如 CTA 和 MRI，能够生成大量的三维图像体数据，然而传统手动分割是一项耗时、耗力的工作，并且在不同的观察者中存在显著差异，这很难应用到三维 CCTA 数据。近年来，随着冠心病流行负担的加重，DL 技术逐渐应用于冠状动脉树造影图像的识别、分割中，采用 DL 模型分割冠状动脉比传统分割方法效果好。Cline 等使用数学形态学方法去分割 MRI 冠状动脉造影,能够对 MRI 冠状动脉血管造影提供冠状动脉树的回顾性旋转视图。Anders 等讨论和对比了人工分割冠状动脉的几种方法,说明了传统方法在分割冠状动脉时存在耗时长、不同分割方法对结果有影响,并且需要经验丰富的专家进行操作等困难。一些半自动分割方法可以加快医学图像的分割速度,但仍然存在初始化种子点的问题。随着数据量的增加,全自动分割方法应运而生,大大减少了时间消耗、人力花费,同时提高了分割结果的准确度。

一些研究者通过采用 CNN 和相应的预处理方法实现了冠状动脉的自动分割。Kjerland 等提出通过采用基于 DL 的 DeepMedic 网络体系结构实现全自动分割冠状动脉,该方法采用两个不同维度的 CNN 进行分割,虽然比以往的方法分割结果好,但该方法忽略了一些细小的血管分支,使得分割结果有些粗糙。Yang 等提出了一种基于对应匹配和 CNN 的 X 射线冠状动脉自动分割方法,通过预处理得到图片的感兴趣区域,再采用 DL 方法进行精确分割,这种模型达到了令人满意的性能。Balaji 等提出将一种包含胶囊网络的框架应用到冠状动脉 IVOCT 图像分割中,该模型结构和 U-Net 网络结构类似。Yong 等提出一种将血管中心在极空间的径向距离参数化的线性回归卷积神经网络 (linear-regression CNN) 来自动分割出冠状动脉 IVOCT 管腔。Kim 等提出一个 FCN 模型,实现了多标签的冠状动脉壁和管腔边界的分割。但冠状动脉的三维形态复杂多样,并且管径细小,因而实现冠状动脉的高精度分割是一项有挑战的课题。

另外,Fan 等提出了基于多通道 3D FCN 的自动分割方法。该方法将实时图像和标记图像进行密集匹配,从而达到了较高的分割精度。Chen 等在类似的网络中加入血管图,用来增强信息从而突出冠状动脉的管状结构。Shen 等提出一种基于三维 DL 和传统水平集对冠状动脉 CTA 分割的联合框架,通过 DL 为传统方法提供深度特征,进一步实现了更好的分割效果。Huang 等提出了采用三维 U-Net 卷积神经网络对冠状动脉腔的 CCTA 体积数据集进行冠状动脉管腔分割。同样地,用于全自动的心脏 CTA 图像冠状动脉分割方法被 Chen 等提出。

Wolterink 等提出采用图卷积网络 (graph convolutional network,GCN) 来预测冠状动脉管腔表面网格中顶点的空间位置。Gil 等提出一种概率模型来自动分割 IVUS 图像中的不同区域,从而分割出冠状动脉壁。Moraes 和 Furuie 提出一种靠二进制形态学对象重建简述来自动分割 IVUS 图像中的冠状动脉壁的方法,该方法先执行预处理和特征提取块,以提取所需的信息并重建所需对象的二进制版本,提取出轮廓以分割出冠状动脉壁。最常见的狭窄性冠状动脉疾病是肌壁外冠状动脉支的动脉粥样硬化,冠状动脉粥样斑块多发生在分叉部位的外侧壁及弯曲部分的内侧壁上。Kim 等提出一个 FCN 模型用来分割 IVUS 图像的冠状动脉壁,该模型可以对冠状动脉壁区域进行多标签处理。

CTA 和 X 射线血管造影都是重要的检测冠状动脉狭窄或斑块的有效手段,CTA 也可用于冠状动脉树的三维分析。冠状动脉树分为 LCA 和 RCA 两大支,将冠状动脉树完整分割出来是一项极其困难的任务。Lara 等提出了一种结合区域增长和微分几何的方法,该方法可以从二维 X 射线血管造影图像中提取出完整的冠状动脉树。Haris 等提出了一种在血管造影图像中使用用户监督提取和标记冠状动脉树的方法,该方法基于图形表示法给出冠状动脉模型,相比于传统的冠状动脉分割方法,Haris 等提出的方法在提取准确度和减少时间消耗上都有很大的提高。此外，Kong 等提出了一种新的树形结构卷积门控循环单元(ConvGRU)模型来学习冠状动脉树的解剖结构。Duan 等提出了一种上下文感知的 3D FCN 模型来提取完整的冠状动脉树。采用深度模型进行冠状动脉树的分割可以精确地提取出冠状动脉树，在分割过程中减少了人工交互，降低了对专业人员的依赖，大大提高了冠状动脉树分割结果的精确度。表 4-2 总结了不同冠状动脉数据模态用于冠状动脉分割的论文。

表 4-2　冠状动脉数据模态应用于冠状动脉分割的论文总结

图像模态	网络结构	数据集
CTA	3D FCN	从复旦大学附属中山医院随机选择的 11 200 幅图像
		从不同扫描仪得到的包含 50 个病例的 CTA 图像
	CNN	包含 44 个病例的 CTA 图像
		来自 MHELP 研究的 152 个病例的 CTA 图像
		包含 VS 数据集的 20 个病例的 CT 图像，PS 数据集的 30 个病例的 CTA 图像，AS 数据集的 77 个病例的 CTA 图像，MS 数据集的 25 个手动校正的 CTA 病例图像
		使用有 256 个探测器的飞利浦 Brilliance iCT 扫描仪进行了 10 次心脏 CTA 扫描，得到 10 个病例的 CTA 图像
	DeepMedic	鹿特丹冠状动脉算法估计框架提供的 32 个病例的 CT 图像，鹿特丹冠状动脉狭窄检测和量化估计框架提供的 48 个病例的 CT 图像，Coronary FFR 项目试点提供的 8 个 CT 病例的图像
	3D U-Net	包含 15 个病例的 CTA 图像
		第一个数据集包含带有标签但没有中心线的 34 个病例的 CTA 图像，第二个数据集包含带有中心线的 18 个病例的 CTA 图像
	GCN	在飞利浦、西门子和东芝 CT 扫描仪上采集得到的包含 18 个病例的 CTA 图像
	FCN+ ConvGRU	从 4 家医院收集了 4 个不同的数据集，包含 916 个病例的 CTA 图像
X 射线	CNN	包含 60 幅 X 射线血管造影图像
	3D FCN	包含 148 幅 X 射线血管造影图像
IVUS	FCN	采用具有 40MHz 探头的 iLab IVUS 设备采集得到 IVUS 图像，从韩国 Severance 医院获取 35 例冠状动脉疾病患者的病例，包括 38 478 幅 IVUS 图像
IVOCT	Deep Capsule	采用 MOTIVATOR 内部研究开发的基于频域的 IVOCT B 扫描仪获取 IVOCT 图像，共包含 12 011 幅 IVOCT 图像
	linear-regression CNN	采用两种标准临床系统——Illumien 和 Illumien Optis IVOCT 系统从马来西亚马来亚大学医学中心(UMMC)导管实验室获得的 IVOCT 图像，包含 28 个患者的病例，共获取 64 幅 IVOCT 图像
	SegNet	从美国克利夫兰医学中心(UHCMC)影像库获取 48 个病例，共包含 2640 幅 IVOCT 图像

注：VS. VISCERA 数据集；PS. SCAPIS 心包数据集；AS. Medis 自动冠状动脉分割数据集；MS. Manual 冠状动脉分割数据集；CTA. CT 血管成像；IVUS. 血管内超声；IVOCT. 血管内光学相干断层成像；3D FCN. 三维全卷积网络；CNN. 卷积神经网络；GCN. 图卷积网络；linear-regression CNN. 线性回归卷积神经网络

第四节　冠状动脉钙化检测

(一)冠状动脉钙化

冠状动脉钙化(coronary artery calcification, CAC)是冠状动脉粥样硬化的一种表现形式,引起冠状动脉钙化的原因是多方面的,如先天遗传、吸烟、过度饮酒等(图4-4)。当钙盐沉积在坏死病灶或者纤维帽内时,动脉壁也会变硬、变脆、失去弹性,使舒张压增高,从而狭窄加重。在临床上使用 Agatston 评分对 CAC 进行量化,该评分考虑了病变面积和病变的加权最大密度。

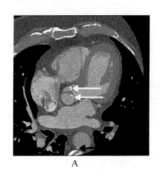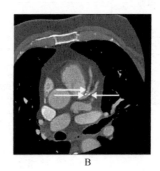

图 4-4　冠状动脉钙化

A. 主动脉瓣钙化(白色箭头所示),降主动脉钙化(黑色箭头所示);B. 左前降主动脉钙化(白色箭头所示)

CAC 为冠状动脉粥样硬化和心血管疾病敲响了警钟,冠状动脉钙化通常由操作者在 CT 图像上手动检测,这是一项很耗时、耗精力的任务,并且结果存在一定的误差。冠状动脉钙化评分是一种特殊类型的多探测器 CT,可测量冠状动脉内钙的含量,通过使用 X 射线可以扫描并创建心脏和冠状动脉的详细图片。与 CT 图像相比,IVOCT 在分割冠状动脉钙化方面更有优势,IVOCT 可以识别冠状动脉钙化的具体位置。

(二)冠状动脉钙化检测

冠状动脉内出现钙化一般是斑块堆积所致,钙化斑块为标志特征,随着年龄的增长,冠状动脉的弹性也会减弱,脆性增加,从而形成斑块,当出现钙化时,会伴随着一系列不适应症状,如胸闷。冠状动脉钙化可以预测发生心血管疾病的风险,所以使用造影图像进行冠状动脉钙化分割在临床医学诊断和后续治疗中都起着重要的作用。

Santini 等提出了一个可以自动量化钙化评分的系统,该系统对心电图触发的非对比度增强心脏 CT 图像进行钙化评分,并通过使用一种基于 CNN 的方法来对冠状动脉和非冠状动脉患者进行分类,然后对非增强 CT 采集的冠状动脉钙化进行分割。他们使用 45 个 CT 数据集训练网络模型,得到 Pearson 相关系数为 0.983。Gharaibeh 等提出了一个可以分割 IVOCT 图像中的冠状动脉钙化的综合软件,采用支架钙化评分系统来计算它们的影响。他们首先采用了 SegNet 对血管腔和钙化进行分段,接着采用条件场处理分割结果，并评价了人工标注的 IVOCT 感兴趣体素有无病变、钙化、脂质或混合病变的方法。实验使用的数据集包括 48 个感兴趣体素区域（volumes of interest，VOI），共 2640 幅活体图像。专家对原始数据集进行交叉验证，去除噪声，得到最终数据集。在 Sangiorgi 等的研究中，通过对不同年龄段的患者进行冠状动脉钙化检测，证明了冠状动脉钙化和动脉粥样硬化的严重程度与年龄呈正相关，钙化与管腔面积呈负相关。表 4-3 对基于 DL 在冠状动脉分割中的应用进行了总结。

表 4-3　DL 在冠状动脉分割中的应用总结

应用	数据模态	深度模型	评估指标
冠状动脉分割	CTA	3D U-Net	Dice=0.8
			平均 Dice=0.7406
		CNN	Dice=0.8649，平均表面距离=0.5571
			Dice=0.92，召回率=0.90，精确度=0.94
		DeepMedic（两个不同比例的双通道 3D CNN）	Dice（训练）=0.9761，Dice（验证）=0.5812
		GCN	健康，Dice=0.75，平均表面距离为 0.25mm，Hausdorff 距离为 1.53mm；疾病，Dice=0.73，平均表面距离为 0.28mm，Hausdorff 距离为 1.86mm
		FCN	Jaccard 系数=0.8217，Dice=0.9005
			Dice=79.5%±3.6%，精确度=78.5%±6.0%，召回率=81.3%±3.6%
		FCN+ConvGRU	平均 Dice=0.8537
	IVOCT	CNN	Dice=0.985，Jaccard 系数=0.970
		DeepCap	Dice（B）=96.15%±2.57%，Pixel 准确率（B）=98.8%±0.88%
			Dice（TC）=96.53%±1.96%，Pixel 准确率（TC）=98.98%±0.55%
	IVUS	FCN	管腔，Dice=0.90，Jaccard 系数=0.81，面积差百分比=0.09，Hausdorff 距离=1.46mm；血管壁，Dice=0.84，Jaccard 系数=0.73，面积差百分比=0.06，Hausdorff 距离=1.65mm
	X 射线	CNN	灵敏度=0.7774，特异度=0.9934，精确度=0.8303，F1 分数=0.8007
		FCN	精确度=0.8678，灵敏度=0.8773，特异度=0.9954，准确率=0.9881，F1 分数=0.8725
冠状动脉钙化检测	CTA	CNN	灵敏度=91.24%，特异度=95.37%，阳性预测值=90.50%，Pearson 相关系数=0.983
	IVOCT	SegNet	灵敏度=0.85±0.04，Dice=0.76±0.03

注：DL. 深度学习；CTA. CT 血管成像；IVUS. 血管内超声；IVOCT. 血管内光学相干断层成像；FCN. 全卷积网络；CNN. 卷积神经网络；GCN. 图卷积网络

第五节　讨论与总结

本章对基于 DL 的冠状动脉图像分割方法和冠状动脉钙化检测及分割方法进行了综述。通过使用 DL 方法进行模型的训练，能够较好地完成对冠状动脉图像的分割，减少冠心病诊断过程中的工作量。但受限于现阶段的模型性能和数据量，通过 DL 方法进行冠状动脉图像的自动分割还不能很好地应用于临床。另外，DL 的"黑箱特性"也限制了其在医疗领域中的发展，后期要增强其可解释性。

　　冠状动脉分割是血管造影数据分析和处理领域中最为重要的一部分，由于心脏周期搏动的特点，冠状动脉的医学图像易出现运动伪影，这使得冠状动脉的医学诊断较困难。冠状动脉血管造影图像中的背景像素和血管像素比例差异较大，边界比较模糊，可能会出现分割结果狭窄，从而导致分割结果出现较大误差，其他血管干扰、钙化形状不规则、噪声等问题也会对分割精度有影响。

　　目前，现有的技术只能从复杂的冠状动脉影像中提取出血管。此外，冠状动脉的成像需要进行有创的导管手术，因此能够获取到的训练数据十分有限。进一步探索更深层的模型，获取更大规模的数据，从而在临床中得到更好的应用是目前最大的挑战之一。

　　在数据格式方面，采用成像更精确、位置更清晰的三维图像将会是一个重要的发展方向。二维深度模型的输入是平面图像，缺少空间上的信息，容易导致图片间分割的不连续性，对于造影图像空间信息的引入存在一定的难度。而三维成像可更清晰地显示冠状动脉成像，使观察更仔细和全面，但三维网络参数量大，受显存、内存、计算效率的制约。通常先将整个 3D 图像分为多个小块，再将小块送入网络，然而这样就造成了 3D 网络的 RF 较小，更容易出现假阳性错误。发展先进的三维成像方式将会为冠心病的诊疗带来巨大的帮助。

　　现阶段，DL 方法已经在冠状动脉图像的分割中展现出较好的性能。但由于冠状动脉成像困难且成像质量不高，使得基于 DL 的自动分割方法无法得到更广泛的应用。如今，随着医疗技术的发展，新的成像方式和新的原理方法也不断出现，用于冠状动脉的医学成像方法有 CTA、IVOCT、IVUS 等。IVOCT 和 IVUS 可以提供准确的冠状动脉粥样硬化信息、冠状动脉管腔及管壁等信息，这使得对冠状动脉分割的精度和速度都大大提高。

　　另外，目前的成像技术还存在分辨率较低的问题，在冠状动脉分割研究中，由于血管粗细不一样，对感兴趣区域的提取存在一定的难度。Song 等提出了一种基于像素级的 SegNet 深度网络对冠状动脉升主动脉进行分割，通过这种方法可以提高分割结果的精确度。在未来可以将基于像素级的方法与其他深度模型结合，应用于冠状动脉分割，针对像素级进行分割，不但可以提高分割准确度，通过这种分解卷积计算方法还可以缩短分割时间。由于现代医学数据量逐渐增大，对于深度模型的深度要求也逐渐加强，在未来应该探索更深层的模型以适应数据集的变化，也可以结合深度模型与图搜索方法去分割冠状动脉图像，采用更深层的 CNN 以提高分割的准确度。

参 考 文 献

Anders K, Ropers U, Kuettner A, et al., 2011. Individually adapted, interactive multiplanar reformations vs. semi-automated coronary segmentation and curved planar reformations for stenosis detection in coronary computed tomography angiography. Eur J Radiol, 80(1): 89-95.

Arroyo-Quiroz C, Barrientos-Gutierrez T, O'Flaherty M, et al., 2020. Coronary heart disease mortality is decreasing in Argentina, and Colombia, but keeps increasing in Mexico: a time trend study. BMC Public Health, 20(1): 162.

Bai W, Sinclair M, Tarroni G, et al., 2018. Automated cardiovascular magnetic resonance image analysis with fully convolutional networks. J Cardiovasc Magn Reson, 20(1): 65.

Balaji A, Kelsey L, Majeed K, et al., 2020. Coronary artery segmentation from intravascular optical coherence tomography using deep capsules. arXiv preprint arXiv:.06080.

Blaiech A G, Mansour A, Kerkeni A, et al., 2019. Impact of enhancement for coronary artery segmentation based on deep learning neural network//Iberian Conference on Pattern Recognition and Image Analysis. Madrid, Spain: Springer, 260-272.

Bouraoui B, Ronse C, Baruthio J, et al., 2008. Fully automatic 3D segmentation of coronary arteries based on mathematical morphology//2008 5th IEEE International Symposium on Biomedical Imaging: From Nano to Macro. Paris, France: IEEE.

Chen C, Qin C, Qiu H, et al., 2020. Deep learning for cardiac image segmentation: a review. Front Cardiovasc Med, 7: 25.

Chen F, Li Y, Tian T, et al., 2018. Automatic coronary artery lumen segmentation in computed tomography angiography using paired multi-scale 3D CNN. Medical Imaging 2018: Biomedical Applications in Molecular, Structural, and Functional Imaging. International Society for Optics and Photonics, 105782R.

Chen Y C, Lin Y C, Wang C P, et al., 2019. Coronary artery segmentation in cardiac CT angiography using 3D multi-channel U-net. arXiv preprint arXiv:.12246.

Duan Y, Feng J, Lu J, et al., 2018. Context aware 3D fully convolutional networks for coronary artery segmentation. International Workshop on Statistical Atlases and Computational Models of the Heart. Granada, Spain: Springer, 85-93.

Fan J, Yang J, Wang Y, et al., 2018. Multichannel fully convolutional network for coronary artery segmentation in x-ray angiograms. IEEE Access, 6: 44635-44643.

Fang L, Cunefare D, Wang C, et al., 2017. Automatic segmentation of nine retinal layer boundaries in OCT images of non-exudative AMD patients using deep learning and graph search. Biomed Opt Express, 8(5): 2732-2744.

Gessert N, Lutz M, Heyder M, et al., 2018. Automatic plaque detection in IVOCT pullbacks using convolutional neural networks. IEEE Trans Med Imaging, 38(2): 426-434.

Gharaibeh Y, Prabhu D S, Kolluru C, et al., 2019. Coronary calcification segmentation in intravascular OCT images using deep learning: application to calcification scoring. J Med Imaging, 6(4): 045002.

Gil D, Radeva P, Saludes J, et al., 2000. Automatic segmentation of artery wall in coronary IVUS images: a probabilistic approach//Computers in Cardiology. Cambridge, MA, USA: IEEE.

Hampe N, Wolterink J M, van Velzen S G M, et al., 2019. Machine learning for assessment of coronary artery disease in cardiac CT: a survey. Front Cardiovasc Med, 6: 172.

Hennemuth A, Boskamp T, Fritz D, et al., 2005. One-click coronary tree segmentation in CT angiographic images. International Congress Series, 1281: 317-321.

Huang W, Huang L, Lin Z, et al., 2018. Coronary artery segmentation by deep learning neural networks on computed tomographic coronary angiographic images//2018 40th Annual International Conference of the IEEE Engineering in Medicine and Biology Society (EMBC). Honolulu, HI, USA: IEEE.

Khan A, Sohail A, Zahoora U, et al., 2019. A survey of the recent architectures of deep convolutional neural networks. Artificial Intelligence Review, 1-62.

Kim S, Jang Y, Jeon B, et al., 2018. Fully automatic segmentation of coronary arteries based on deep neural network in intravascular ultrasound images. Intravascular Imaging and Computer Assisted Stenting and

Large-Scale Annotation of Biomedical Data and Expert Label Synthesis. Granada, Spain: Springer.

Kjerland Ø, 2017. Segmentation of coronary arteries from CT-scans of the heart using deep learning. Trondheim, Norges: NTNU.

Kong B, Wang X, Bai J, et al., 2020. Learning tree-structured representation for 3D coronary artery segmentation. Comput Med Imaging Graph, 80: 101688.

Krizhevsky A, Sutskever I., Hinton GE, 2017. Imagenet classification with deep convolutional neural networks. Commun ACM, 60(6): 84-90.

Lara D S, Faria A W, Araújo A D A, et al., 2009. A semi-automatic method for segmentation of the coronary artery tree from angiography//2009 XXII Brazilian Symposium on Computer Graphics and Image Processing. Rio de Janeiro, Brazil: IEEE.

Litjens G, Kooi T, Bejnordi B E, et al., 2017. A survey on deep learning in medical image analysis. Med Image Anal, 42: 60-88.

Manson J E, Allison M A, Rossouw J E, et al., 2007. Estrogen therapy and coronary-artery calcification. N Engl Med, 356(25): 2591-2602.

Mintz G S, Nissen S E, Anderson W D, et al., 2001. American College of Cardiology clinical expert consensus document on standards for acquisition, measurement and reporting of intravascular ultrasound studies (ivus) A report of the american college of cardiology task force on clinical expert consensus documents developed in collaboration with the european society of cardiology endorsed by the society of cardiac angiography and interventions. J Am Coll Cardiol, 37(5): 1478-1492.

Moeskops P, Wolterink J M, van der Velden B II, et al., 2016. Deep learning for multi-task medical image segmentation in multiple modalities. International Conference on Medical Image Computing and Computer-Assisted Intervention. Athens, Greece: Springer, 478-486.

Moraes M C, Furuie S S, 2011. Automatic coronary wall segmentation in intravascular ultrasound images using binary morphological reconstruction. Ultrasound Med Biol, 37(9): 1486-1499.

Ring F, 2018. Deep learning for coronary artery segmentation in CTA images. Gothenburg, Sweden: Master's thesis in Department of electrical Engineering Chalmers University of Technology.

Santini G, Della Latta D, Martini N, et al., 2017. An automatic deep learning approach for coronary artery calcium segmentation//EMBEC & NBC 2017. Tampere, Finland: Springer Singapore, 374-377.

Schaap M, Metz C T, van Walsum T, et al., 2009. Standardized evaluation methodology and reference database for evaluating coronary artery centerline extraction algorithms. Med Image Anal, 13(5): 701-714.

Shen Y, Fang Z, Gao Y, et al., 2019. Coronary arteries segmentation based on 3D FCN with attention gate and level set function. IEEE Access, 7: 42826-42835.

Shorten C, Khoshgoftaar T M, 2019. A survey on image data augmentation for deep learning. J Big Data, 6(1): 60.

Song Y, Ge C, Ye J, et al., 2019. Coronary Ascending Aorta Segmentation in CTA Images Using SegNet Method//The Third International Symposium on Image Computing and Digital Medicine. Xi'an, China. Publisher: Association for Computing Machinery, 43-47.

Taylor A M, Thorne S A, Rubens M B, et al., 2000. Coronary artery imaging in grown up congenital heart disease: complementary role of magnetic resonance and x-ray coronary angiography. Circulation, 101(14): 1670-1678.

Wolterink J M, Leiner T, de Vos B D, et al., 2016. Automatic coronary artery calcium scoring in cardiac CT angiography using paired convolutional neural networks. Med Image Anal, 34: 123-136.

Wolterink J M, Leiner T, Išgum I., 2019. Graph convolutional networks for coronary artery segmentation in cardiac CT angiography. International Workshop on Graph Learning in Medical Imaging. Shenzhen, China: Springer, 62-69.

Yang S, Kweon J, Roh J H, et al., 2019. Deep learning segmentation of major vessels in X-ray coronary angiography. Sci Rep, 9(1): 1-11.

Yang S, Yang J, Wang Y, et al., 2018. Automatic coronary artery segmentation in X-ray angiograms by multiple convolutional neural networks//The 3rd International Conference on Multimedia and Image Processing. Guiyang, China. Publisher: Association for Computing Machinery, 31-35.

Yong Y L, Tan L K, McLaughlin R A, et al., 2017. Linear-regression convolutional neural network for fully automated coronary lumen segmentation in intravascular optical coherence tomography. JBiomed Opt, 22(12): 1-9.

Zakkaroff C, Biglands J D, Greenwood J P, et al., 2018. Patient-specific coronary blood supply territories for quantitative perfusion analysis. Comput Method Biomech Biomed Eng Imaging Vis, 6(2): 137-154.

（郭丽婷　杨小帆　王　璐）

第五章　基于深度学习与多模态影像融合的心脏分割方法

在心血管疾病的预防和诊断工作中，精确地分割心脏结构是非常必要的。随着磁共振成像（magnetic resonance imaging，MRI）、计算机断层成像（computed tomography，CT）和超声（ultrasound，US）等成像技术的广泛应用，心脏的解剖结构可以被直观地显示出来。然而，目前在心脏结构的自动分割中依然存在不少的挑战。在心脏图像方面，由于成像原理的限制，医学图像分辨率较低，而且存在一定程度的心脏特征的缺失。不同的成像原理对心脏组织的成像效果也有差异：MRI 心脏图像对软组织成像效果较好，但对钙化部位成像不明显；CT 心脏图像对于低密度组织成像效果较差，而 US 则常用于实时成像。再者，由于心脏腔室较多，不同腔室会有重叠和运动伪影，这也给心脏结构的分割带来了困难。

当前，已经有不少经典的图像分割方法被用于心脏结构的分割，如基于形变模型的主动轮廓模型（active contour model，ACM）与水平集（level set）的分割方法、基于统计模型的主动形状模型（active shape model，ASM）与主动外观模型（active appearance model，AAM）的分割方法、基于图谱（atlas）的分割方法等。传统的图像分割方法在特征提取时往往需要较多的人工参与，效率较低，而且所能提取到的特征有限，所以分割性能一直受限。同时，由于不同模态图像特征差异较大，同一种分割方法往往不能同时适用于多种模态下心脏图像的分割，所以单模态图像的心脏分割存在很大的局限性。因此，多模态心脏图像的融合分割引起了越来越多的关注，不同模态的心脏图像中包含了很多信息，这些信息不尽相同又存在互补关系。同时利用不同模态图像的信息可以提高心脏分割的精度。比较常见的多模态图像融合的算法有基于形态学特征、小波变换和模糊逻辑等的图像融合算法。但是，传统的图像融合方法所提取的特征单一，往往只是在某一个维度进行特征的融合，主要是进行空间配准来纠正不同模态图像尺度、旋转和平移所造成的差异，或者是在频域中对不同模态图像特征的融合，使得图像融合分割方法的泛化能力受限。

近年来，随着深度学习技术在医学领域的广泛应用，基于深度学习的方法被大量用于单模态心脏图像的分割。相较于传统的多模态心脏图像融合算法，基于深度学习的多模态心脏图像融合的方法可以提取更多的特征。深度学习模型不仅可以提取心脏图像中的边缘、纹理、灰度等初级特征，同时也可以学习抽象的高级特征。应用多模态心脏图像融合的深度学习模型还融合了不同模态心脏图像的信息，大量的心脏特征的学习对心脏结构的分割是有益的。尽管基于深度学习的图像融合方法在可解释性方面还存在一些困难，但实验证明基于深度学习的多模态心脏图像融合的确可以大大提高心脏分割的精度，最终取得单模态心脏图像分割和传统多模态心脏图像融合分割方法所不能达到的分割结果。

在基于深度学习的多模态心脏图像融合分割方法中，常用的深度学习模型主要分为卷积神经网络(convolutional neural network，CNN)模型和生成对抗网络(generative adversarial network，GAN)模型。CNN模型中使用U形的编码-解码结构居多，还有一些方法将针对不同模态的注意力机制引入多模态心脏图像融合和分割模型中。CNN模型一般从模型的起始输入端就进行了不同模态心脏图像特征的融合。在GAN模型基础上发展而来的循环生成对抗网络(Cycle-GAN)模型主要是用来对现有的多模态心脏图像进行特征迁移，在不同模态循环生成的过程中进行多模态心脏图像特征的融合。无论是CNN模型还是GAN模型，都可以以多模态心脏图像融合层在整个网络模型中的位置和不同模态心脏分割是否共用单个通道来进行分类，主要分为Y形网络、线形网络和倒Y形网络。目前，心脏磁共振(cardiac magnetic resonance，CMR)成像中多种模态图像的融合及MRI心脏图像与CT心脏图像之间的融合常用于多模态心脏图像融合分割方法的研究。

本章主要论述目前基于深度学习的多模态图像融合的心脏分割方法。

第一节　多模态心脏图像

在基于深度学习的多模态心脏图像融合分割方法中主要使用的成像方式有MRI、CT和US三种。

MRI是利用磁共振原理，通过外加梯度磁场检测人体组织所反射出的电磁波来确定构成这一组织的原子核的位置和种类，据此绘制出组织内部的结构。MRI属于无创的医学成像方式，对软组织分辨率较高，可以清楚地分辨出肌肉、脂肪、肌腱、心内膜、心肌、心外膜等。MRI可以在任意位置直接切层，不需要变换患者体位，可以全面地检查器官的组织结构。但是，MRI也存在一些局限性，如成像时间长、价格昂贵、对体内有金属置入物的患者不能进行扫描、对钙化检测不敏感等。CMR图像中的模态主要包括：平衡稳态自由进动(the balanced steady-state free precession，bSSFP)、延迟钆增强扫描(late gadolinium enhancement，LGE)、T_2权重(T_2-weighted)成像。bSSFP模态心脏图像的心肌和血池对比明显，可以明确显示心肌、血管壁和血池的形态学特征(图5-1A)。对于LGE模态心脏图像(图5-1B)，梗死的心肌与正常组织相比亮度明显不同，常被用于心肌梗死疾病的诊断，对LGE模态心脏图像中心肌位置的准确定位有助于医师在临床中对心肌梗死的位置和程度做出更准确的判断。T_2权重是指MRI中重复时间(repetition time，TR)和回波时间(echo time，TE)的比例，T_2权重磁共振图像适合观察心脏组织的病变，如心脏局部受损和缺血区域(图5-1C)。磁共振血管成像(magnetic resonance angiography，MRA)常用于人体血管和血流信号特征的显示。

CT是利用心脏中不同组织对X射线吸收系数的差异，在多个方向上进行扫描，建立X射线吸收系数方程并求解对应的CT值，最终将CT值转换为灰度值得到心脏结构的灰度分布。计算机断层扫描主要包括两种成像方式，非对比CT成像和对比增强冠状动脉 CT 血管造影成像。非对比 CT 成像对密度较高的组织成像精度更高，在测量骨结构之间的距离中精度很高，但对软组织成像效果较差(图 5-1E)。非对比 CT 成像对人体辐射较大，不适用于孕妇检查。注射造影剂后获得的对比增强冠状动脉 CT 血管造影成像可以较好地显示肺动脉、主动脉和冠状动脉，在检测钙化的冠状动脉斑块中是非常有效的。

US 成像技术常用于实时成像，利用不同的生物组织对 US 吸收率的异同来判断生物组织的状态。对于心脏解剖结构成像常用的是 M 型超声成像，超声心动图可以辅助观察心脏的组织结构，各腔室的位置及其动态变化，用于辅助心脏疾病诊断。但是超声图像的分割精度常会受到低信噪比、低对比度、不同的散斑噪声等问题的限制(图 5-1F)。

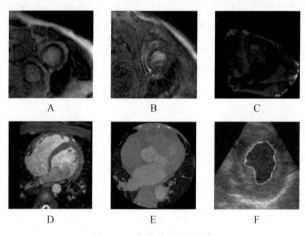

图 5-1 多模态心脏图像

A～C. 磁共振成像图像心脏图像的不同模态：平衡稳态自由进动模态(A)，延迟钆增强扫描模态(B)，
T$_2$权重模态(C)；D. 磁共振成像图像(bSSFP)；E. CT 图像；F. 超声图像

在心脏结构分割中，各个模态的成像原理决定了各模态心脏图像特征单一。而多模态心脏图像旨在融合不同模态的心脏特征，帮助医师对患者心脏有更全面的认识来辅助相关疾病诊断。目前，很多图像分割方法被用于心脏图像的分割，随着深度学习的兴起，基于深度学习的多模态心脏图像融合变得更加方便，而且在心脏图像分割中的应用也更加广泛。

第二节 心脏图像的传统分割方法

在深度学习方法兴起之前有很多传统的心脏图像分割方法和图像融合方法。传统的分割方法主要有基于形变模型、统计模型和 Atlas 模型的分割方法，多模态图像融合方法有基于形态学、小波和模糊逻辑的融合方法。

(一)基于形变模型的分割方法

基于形变模型的分割方法综合利用了图像的边缘和区域信息，基本思想是采用连续曲线来表达目标边缘，将分割过程转换为求解能量泛函最小值的过程，能量达到最小时的曲线位置就是目标轮廓所在位置，主要包括 ACM 和水平集算法。主动轮廓模型也称为 Snakes 模型，是一个自顶向下定位图像边缘的机制，通过事先在感兴趣目标附近放置一个初始轮廓线，在内部能量和外部能量的共同作用下产生形变，当能量达到最小时，活动轮廓收敛到所要检测的物体边缘。对于图像 $I(x, y)$，主动轮廓模型中的边缘曲线的参数化表示为 $C(s) = C(x(s), y(s))$，$0 \leqslant s \leqslant 1$，总能量泛函 J_{snake} 为内部能量泛函 J_{int} 和外部能量泛函 J_{ext} 之和，表达式为

$$J_{snake} = J_{int} + J_{ext} \tag{5-1}$$

$$J_{int} = \alpha(s) \left| \frac{dC}{ds} \right|^2 + \beta(s) \left| \frac{d^2C}{ds^2} \right|^2 \tag{5-2}$$

$$J_{ext} = \gamma(s) \left| \nabla I \right|^2 \tag{5-3}$$

其中，J_{int} 是内部能量泛函项，使轮廓曲线演化过程中保持连续性和光滑性。J_{ext} 是外部能量泛函项，使曲线逼近特征边缘。$\alpha(s)$ 为连续系数，$\beta(s)$ 为刚性系数。$\gamma(s)$ 调整收敛步长。∇I 代表图像梯度信息。求解 J_{snake} 的最小值，使曲线收敛到目标边缘。

水平集分割方法主要是处理轮廓边缘演化过程中的拓扑变化，允许出现尖角，这是主动轮廓模型不能实现的。设初始封闭曲线为 $\Omega(t) = \{x \mid \phi(t, x) = 0\}$，即零平面和水平集函数截得的封闭曲线，其中水平集函数为 $\phi(x)$：

$$\phi(x) = \begin{cases} -d, & x \in \Omega^- \\ +d, & x \in \Omega^+ \\ 0, & x \in \Omega \end{cases} \tag{5-4}$$

其中，$\phi(x) = -d$ 代表像素点在曲线 Ω 外，$\phi(x) = +d$ 代表像素点在曲线 Ω 内，$\phi(x) = 0$ 代表像素点位于曲线 Ω 上，d 代表像素点到轮廓曲线 Ω 的欧氏距离。水平集函数演化方程为

$$\frac{\partial \phi}{\partial t} + F \left| \nabla \phi \right| = 0, \quad \phi(0, x) = \phi_0(x) \tag{5-5}$$

其中，$\{x \mid \phi_0(x = 0)\}$ 是初始轮廓曲线，F 为轮廓曲线演化的速度函数，通常和图像梯度及轮廓曲线的曲率有关。当速度函数 F 为 0 时，演化停止，说明能量函数达到最小值。

基于 ACM 和水平集的方法已被用于心脏组织轮廓的分割。Lynch 等提出了一种基于先验信息的耦合水平集分割方法来对心脏左心室心肌进行分割。Mikic 等对 ACM 模型进行改进，将像素速度信息（光流）纳入初始轮廓的估计中，实现对超声心脏序列的跟踪和分割。

(二) 基于统计模型的分割方法

基于统计模型的分割方法主要包括 ASM 和 AAM。这类算法需要以人工交互的方式训练模型，保证模型按照某种合理的约束进行形变，从而提高模型分割的准确性和鲁棒性。主动外观模型扩展了主动形状模型，使其包含了感兴趣图像的灰度特征，基于形状和灰度特征的统计模型有更强的鲁棒性。

ASM 分割方法流程图如图 5-2 所示。首先，假设训练数据集中某一样本为初始的基准模板，之后对训练集所有样本进行对齐（如 procrustes 算法），得到训练集所有样本的平均向量模型。然后，求得每个样本中标记点相对平均向量的偏移量的协方差矩阵，并计算协方差矩阵的特征值和特征向量。其次，采用主成分分析法对特征矩阵进行降维。最后，采用平均向量和特征向量建立主动形状模型。最终可以使用主动形状模型在测试集的目标图像中搜索边缘轮廓特征点。

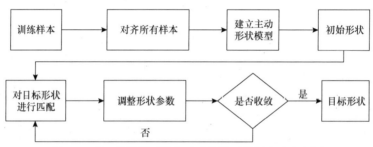

图 5-2　基于统计模型的主动形状模型分割方法流程图

Chen 等应用 ASM 算法，将 CT 图像建立的三维点分布模型用于单光子发射计算机断层成像心脏图像中心室的分割，并准确计算心室功能参数。Mitchell 等首次将 AAM 应用到三维心脏图像分割中，并在 MRI 和 US 心脏序列中进行了评估。

(三) 基于 Atlas 模型的分割方法

基于 Atlas 模型的分割方法是一种高度依赖图像配准的图像分割方法，主要是利用大量的解剖学先验知识进行目标区域的分割。解剖学先验知识包含在预先分割好的人工标记比较完备的图像中。Atlas 模型通常包含多对目标灰度图像和对应的已分割好的标记图像（是手动分割或是半自动分割的结果）。基于所使用的 Atlas 模型的数量和类别，基于 Atlas 模型的分割方法可以分为单 Atlas 模型、概率 Atlas 模型和多 Atlas 模型分割方法。

多 Atlas 模型的分割方法流程图如图 5-3 所示。其中，$A_1, A_2, \cdots, A_n$ 代表 Atlas 中的目标灰度图像，$L_1, L_2, \cdots, L_n$ 代表与目标灰度图像对应的标记图像。$L_1', L_2', \cdots, L_n'$ 代表 Atlas 标记图像经过变换后得到的分割图像。多 Atlas 模型分割简要步骤如下：

(1) 假设有 n 对 Atlas 图像和一幅待分割的目标图像，首先固定目标图像，将 Atlas 中的灰度图像作为浮动图像，采用配准算法对目标图像进行配准，得到 Atlas 中的灰度图像到目标图像的配准变换参数 $T_1, T_2, \cdots, T_n$。

（2）将上一步获得的变换参数应用到 Atlas 中的标记图像上，得到每幅标记图像对应于目标图像的粗分割结果 $L_1', L_2', \cdots, L_n'$。

（3）将得到的 n 幅粗分割结果进行融合，得到最终目标图像的分割结果。

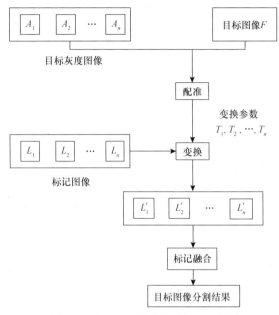

图 5-3　多 Atlas 模型分割方法流程图

基于 Atlas 模型的方法被广泛用于医学图像分割。Isgum 等将多 Atlas 模型的分割方法应用到主动脉分割中，并改进了 Atlas 模型的选择方法，效果优于平均 Atlas 模型和单 Atlas 模型的分割方法。Lorenzo-Valdés 等提出了一种基于 Atlas 模型的四维超声和 MRI 心脏分割方法，该算法是对最大期望（expectation maximization，EM）算法的四维拓展，对左心室和心肌分割有较好的分割效果。

尽管传统的图像分割与多模态融合方法日趋成熟，但依然存在不少的挑战。在求解边缘能量泛函最小值的方法中，基于主动轮廓模型的方法往往会产生许多局部极小值，且对初始值较敏感。主动形状和主动外观模型的训练需要采用手动标注形状特征的训练集。基于 Atlas 模型的方法需要烦琐的配准步骤，且不同的配准方法会产生不同的分割结果。

（四）基于传统方法的多模态心脏图像融合方法

在深度学习兴起之前，已有关于多模态医学图像融合的传统方法的综述。传统的多模态图像融合方法主要有基于形态学、小波和模糊逻辑的融合方法，这些方法同样也适用于多模态心脏图像的融合。传统多模态图像融合方法一般需要两个阶段：一是不同模态图像的配准；二是不同模态图像的相关特征的融合。不同模态图像的配准通常是为了解决由尺度变化、旋转和平移等造成图像融合效果变差的问题，而且图像中存在的噪声和异常值会使配准问题变得复杂。不同模态图像相关特征融合的前提是特征的识别和选择，如何衡量不同图像特征的相关性是融合算法解决的主要问题。Wang 等研究了基于小波的融合算法在 CT 和 MRI 磁共振医学图像融合中的应用，并引入峰值信噪比(peak signal noise ratio，PSNR)方法评估融合效果。Na 等提出一种基于模糊推理的多模态医学图像融合规则，效果优于普通三灰度(暗、中、亮)模糊推理融合方法。

对于传统的多模态图像融合方法，不同的图像融合方法对多模态图像特征选择的侧重点不同，对多模态图像特征相关性的衡量标准也有区别，往往导致传统的多模态图像融合方法的泛化性能较差。基于深度学习的多模态图像融合方法可以提取到大量多模态图像的特征并将其进行融合，大量实验表明深度学习模型的融合效果相比于传统的图像融合方法有很大的提升。

第三节　基于深度学习的多模态心脏分割方法

在运用深度学习的多模态心脏图像融合分割方法中，常采用 U 形编码-解码结构的 CNN 模型和生成对抗策略的 GAN 模型来对图像解剖特征进行抽象和融合。U-Net 模型是典型的 U 形模型，U-Net 模型自提出时就被用于病理图像中细胞的分割和检测，作为比较经典的深度学习模型在医学图像分割中被广泛使用(图 5-4)。GAN 模型同时训练一个生成器和一个判别器，通过让两者以互相对抗博弈的方式训练深度网络模型(图 5-5)。GAN 模型在图像合成、图像恢复和目标分割等领域已表现出优越的性能。

基于深度学习的多模态心脏图像融合分割方法解决了传统方法中的手动调参和模型复杂等问题，并且在实际临床应用时会大幅度缩短目标分割时间，具有潜在的临床应用前景。目前，基于深度学习的多模态心脏图像融合分割方法可按照图像融合层在整个网络模型中的位置和最终的分割任务来对模型进行分类，主要分为 Y 形网络模型、线形网络模型和倒 Y 形网络模型。

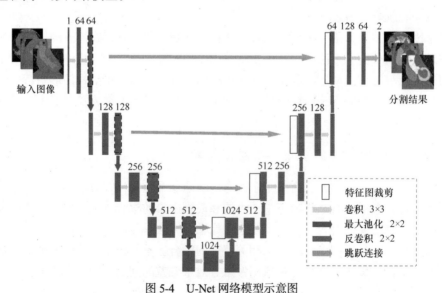

图 5-4　U-Net 网络模型示意图

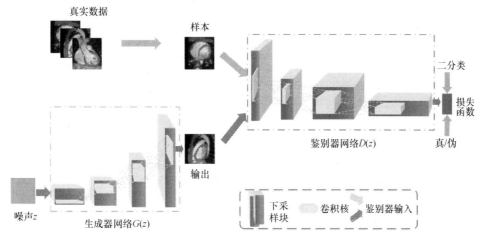

图 5-5 GAN 模型示意图

在多模态心脏图像融合分割中，由于不同模态心脏图像有较大的差异，所以部分模型会人为地引入一些正则化方法来减少多模态特征融合时不同模态心脏图像间的差异。同时采用针对多模态心脏图像融合的损失函数来优化网络模型，使其能学习到更多心脏结构的特征。

（一）多模态心脏图像数据集和预处理

1. 多模态心脏图像数据集 当前，公开的多模态心脏图像数据集较少，常见的数据集有多模态全心脏分割（multi-modality whole heart segmentation，MMWHS）数据集和多序列心脏 MR 分割挑战（multi-sequence cardiac MR segmentation challenge，MSCMR）数据集。

MMWHS 数据集包含 120 位受试者的三维全心脏图像，其中包含 60 位受试者的 MRI 全心脏图像和 60 位受试者的 CT 全心脏图像。MRI 全心脏图像为 bSSFP 模态，平面分辨率为 1mm×1mm。心脏 CT 图像采用常规心脏 CT 血管造影。所有图像覆盖了从腹部到主动脉弓的整个心脏。平面分辨率（in-plane resolution）为 0.78mm×0.78mm，平均层厚为 1.60mm。MMWHS 数据集被分为训练数据集（20 位受试者的 CT 全心脏图像和 20 位受试者的 MRI 全心脏图像）和测试数据集（40 位受试者的 CT 全心脏图像和 40 位受试者的 MRI 全心脏图像），并提供了全心脏的 7 个子结构（左心室、右心室、左心房、右心房、左心室心肌、升主动脉和肺动脉）的人工标注。

MSCMR 数据集中包括 45 个心肌病患者的多序列 CMR 图像，包括 LGE 模态、T_2 权重模态和 bSSFP 模态图像。bSSFP 模态心脏图像通常包括 8～12 个连续切片，覆盖整个心脏，平面分辨率为 1.25mm×1.25mm。LGE 模态心脏图像包括 10～18 个切片，层厚为 5mm，平面分辨率为 0.75mm×0.75mm。35 个患者有 T_2 权重模态的心脏图像。其中，13 例患者有 3 个切片，13 例患者有 5 个切片，8 例患者有 6 个切片，1 例患者有 7 个切片。所有切片层厚为 12～20mm，平面分辨率为 1.35mm×1.35mm。这项具有挑战的任务是分割 LGE 模态心脏图像中的左、右心室和心肌，训练集中提供的 T_2 权重模态和 bSSFP 模态心脏图像可以用于辅助训练。

2. 多模态心脏图像预处理 在心脏图像分割中，预处理是一个不可或缺的步骤。不同的预处理方法可能会对分割结果产生不同的影响。对于单模态的数据集常用的预处理方法主要有以下几种：一是做感兴趣区域的提取，突出目标区域，减少不相关区域的干扰；二是做归一化处理，减少数据差异，有利于训练时模型的收敛；三是进行数据增强，常见的方法有旋转、缩放、仿射变换、随机弹性形变和伽马校正等。在多模态心脏图像融合时，不同模态心脏图像的像素强度和对比度的差异对分割结果会产生较大的影响。为了减小不同模态心脏图像像素分布的差异，使多模态网络训练时更容易收敛，典型的多模态心脏图像预处理技术包括图像配准和归一化。部分训练图像需要做中心位置的裁剪，使不同模态图像的相同目标区域相对应。

（二）多模态心脏图像融合分割网络

基于深度学习的多模态图像融合分割网络模型的分类方法主要有两种，一种是Ramachandram和Taylor以多模态图像融合阶段的不同对深度学习的网络模型进行分类，包括初期融合、中期融合和后期融合，然而基于深度学习的多模态图像融合分割网络模型中的初期融合和中期融合往往无显著差异。另一种是将深度学习网络模型按照像素级融合、特征级融合和决策级融合进行分类。像素级融合在图像预处理中应用较多，对于心脏分割这一任务而言，采用决策级融合的多模态图像融合分割网络模型较少。本书主要以多模态心脏图像融合分割网络模型的整体结构进行分类，主要分为Y形网络模型、线形网络模型和倒Y形网络模型。在多模态心脏图像融合网络模型训练过程中，模型输入一般分为源模态和目标模态心脏图像。源模态心脏图像一般标签比较完整，对目标模态心脏图像的分割起辅助作用。目标模态一般是指被训练的网络模型主要分割的图像模态，部分方法是为了验证模型的泛化性能，也可以同时实现对源模态心脏图像的分割。对于MMWHS数据集，一般将MRI心脏图像作为源模态，CT图像作为目标模态。对于MSCMR数据集，分割任务是对LGE模态心脏图像进行分割，使用该数据集训练的多模态融合分割的网络模型往往将LGE模态作为目标模态，而T_2权重模态和bSSFP模态心脏图像作为源模态来辅助训练。基于深度学习的多模态图像融合心脏分割网络模型的主要研究工作汇总见表5-1。

表5-1 基于深度学习的多模态图像融合心脏分割网络模型的主要研究工作汇总

网络结构	融合模态	数据集	分割目标	网络模型	分割结果
Y形	MRI, CT	MMWHS	AA, LA, LV, MYO	GAN+CNN	CT：Dice=0.63, ASD=12.8, MRI：Dice=0.54, HD=8.9
					CT：Dice=0.78, ASD=5.1
					CT：Dice=0.87, MRI：Dice=0.80
	MRI	MSCMR	MYO, LV, RV	CNN	LGE：Dice(LV)=0.89, Dice(MYO)=0.80, Dice(RV)=0.87
线形	MRI, CT	MMWHS	AA, LA, LV, MYO	Cycle-GAN	CT：Dice=0.57, ASD=10.8, MRI：Dice=0.50, ASD=6.6
				GAN+CNN	CT：Dice=0.74, ASD=7.0, MRI：Dice=0.63, ASD=5.7
					CT：Dice=0.640, ASD=9.4, MRI：Dice=0.575, ASD=7.9

续表

网络结构	融合模态	数据集	分割目标	网络模型	分割结果
线形	MRI, CT	MMWHS	AA, LA, LV, MYO	CNN	CT: Dice=0.917, HD=2.17, MRI: Dice=0.800, HD=2.02
					CT: Dice=0.849, MRI: Dice=0.674
	MRI		MYO, LV, RV	U-Net	LGE: Dice(LV)=0.89, Dice(MYO)=0.86, Dice(RV)=0.81
		MSCMR	MYO, LV, RV	GAN	LGE: Dice(Epi)=0.9677, Dice(Endo)=0.9040
					LGE: Dice=0.869, ASD=1.26
		Private	MYO, LV	CNN	MRI: Dice=0.71
倒Y形	MRI, CT	MMWHS	AA, LA, LV, MYO	GAN+CNN	CT: Dice=0.59, ASD=9.6, MRI: Dice=0.51, ASD=5.7
		MSCMR	MYO, LV, RV	CNN	LGE: Dice(LV)=0.91, Dice(MYO)=0.78, Dice(RV)=0.83
		Private	AA, LA, LV, MYO	Cycle-GAN	CT: Dice=0.74, MRI: Dice=0.73

注：MRI. 磁共振成像；CT. 计算机断层成像；GAN. 生成对抗网络；Cycle-GAN. 循环生成对抗网络；CNN. 卷积神经网络；LGE. 延迟钆增强扫描；AA. 升主动脉；LA. 左心房；LV. 左心室；MYO. 左心室心肌；RV. 右心室；Epi. 左心室心外膜；Endo. 左心室心内膜；HD. 豪斯多夫距离；ASD. 平均对称表面距离；多目标分割中 Dice、HD、ASD 值均为多个目标的平均值

1. Y 形网络模型 在基于深度学习的多模态融合分割网络模型中，Y 形网络模型的特点是先将不同模态的心脏图像分别编码，在较低级的特征水平上做初步的特征提取来减少初级特征的差异，然后在特征融合层对较高级特征进行融合，最后两种模态共用多模态分割网络模块。图 5-6 描述了 Y 形网络模型的一般结构，主要包括单模态特征编码

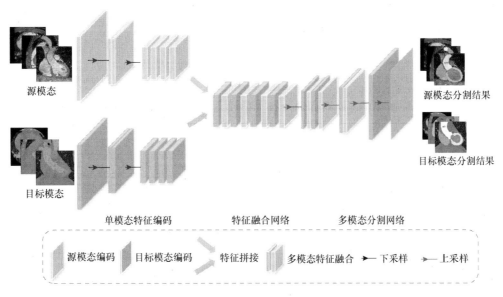

图 5-6　Y 形网络模型一般结构示意图

模块、特征融合网络模块和多模态分割网络模块。对于只针对目标模态的心脏图像的分割任务，可以认为是源模态经过初级编码后，在高级语义上对目标模态的辅助分割。

在 Y 形结构多模态心脏融合分割网络模型中，源模态和目标模态心脏图像先分别编码后再进行特征融合。Dou 等提出一种 Plug-and-Play 目标模态(CT 图像)自适应-模块。对于整个网络模型的训练，首先使用带标签的源模态心脏图像训练一个 U 形编码-解码网络模型。然后使用训练好的 U 形结构模型中的编码部分初始化目标模态的编码网络作为多模态自适应模块，并引入鉴别器进行对抗训练来实现多模态特征的融合。源模态和目标模态心脏图像分别采用不同的通道对心脏图像进行编码输入，两种模态共用分割网络模型。为了使不同模态心脏图像特征在潜在空间中可以更好地融合，同时将两路编码网络中相同深度的中间特征引入到鉴别器中，在训练过程中，鉴别器的损失值可以从多路回馈到编码网络来辅助源模态和目标模态心脏图像之间的特征融合。Plug-and-Play 自适应模块可以在不影响源模态分割精度的条件下实现两种模态特征的融合。Ouyang 等设计了一个对称结构的编码-解码网络模型，编码和解码网络模型由特征空间 Z 进行连接，在该空间内训练分割网络模块，两种模态心脏图像共用分割网络模块。编码网络模块由源模态(MRI 图像)编码块 E^S、目标模态(CT 图像)编码块 E^T 和公用特征编码块 E^Z 组成。解码网络模块由源模态解码块 D^S、目标模态解码块 D^T 和公用特征解码块 D^Z 组成。源模态心脏图像和目标模态心脏图像分别输入到源模态编码块 E^S 和目标模态编码块 E^T，然后将上述两个模块输出的特征图输入共用特征编码块 E^Z 中，最后将源模态和目标模态映射到特征空间 Z 进行特征融合。在两种模态共用的特征空间 Z 中引入先验正则化，可以更好地对源模态和目标模态的潜在特征进行融合。融合后的特征图用于分割网络的训练。

部分研究人员将注意力机制引入到多模态图像融合分割网络模型中，Wang 等采用双输入的 GAN 网络模型对 LGE 心脏图像进行分割。模型包括两个生成器和两个鉴别器，两个生成器分别是两个带金字塔池化单元的 U 形网络模型，两个鉴别器分别是特征鉴别器和标签鉴别器。在训练过程中，将源模态(bSSFP 和 T_2 权重图像)和目标模态(LGE 图像)分别输入到两个生成器中，之后将预测结果输入标签鉴别器中进行对抗训练。同时引入分组特征重新校准模块(group-wise feature recalibration module，GFRM)来整合源模态和目标模态中间特征并将其输入特征鉴别器中。GFRM 将输入特征按照被分割的心脏结构类别分为四组，之后使用通道注意力模块和空间特征注意力模块对每组特征进行校准。Zhou 等的主要思想是将交叉模态的注意力机制和 Cycle-GAN 网络模型相结合来构成主干网络模型。首先使用 Cycle-GAN 网络模型来完成不同模态心脏图像的双向生成，对两种模态心脏图像进行扩充，每种模态的图像包括生成器生成的图像和原始的图像。将源模态(MRI 图像)心脏图像和目标模态(CT 图像)心脏图像分别编码后输入到注意力模块和分割网络模块中。针对不同模态心脏图像的注意力机制的引入可以使网络专注于心脏图像中感兴趣的区域，学习不同模态共有的特征来达到更好的分割效果。

2. 线形网络模型 在线形网络模型中，不同模态的心脏图像共享编码网络模型和分割网络模型的主体结构，从整个网络模型初始位置开始融合不同模态心脏特征。图 5-7 为线形网络模型一般结构示意图，主要包括多模态特征编码模块、特征融合网络模块和多模态分割网络模块。

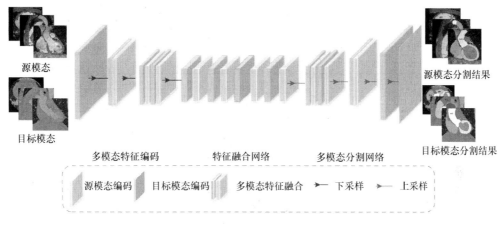

源模态　　目标模态　　　多模态特征编码　　　特征融合网络　　　多模态分割网络　　源模态分割结果　目标模态分割结果

源模态编码　　目标模态编码　　多模态特征融合　　→ 下采样　　► 上采样

图 5-7　线形网络模型一般结构示意图

　　Zhu 在 GAN 网络模型的基础上提出带循环机制的 Cycle-GAN 网络模型，如图 5-8 所示。Cycle-GAN 作为一种经典的多模态图像融合网络模型被广泛应用，该网络的两个生成器被两种模态的心脏图像共享，所以将其归为线形网络模型。

　　在线形结构的多模态图像融合心脏分割模型中，不同模态的心脏图像共用了多模态特征编码网络模块。多模态图像融合研究的目标大多是想最小化源模态和目标模态之间的差距。例如，Joyce 等通过最小化最大平均差异(maximum mean discrepancy，MMD)和添加针对不同任务的特定损失来学习不同模态之间共同的语义特征。Zhu 等提出循环生成的方法,他们设计的 Cycle-GAN 网络模型在多模态心脏图像融合中使用比较广泛(图 5-8)。该模型主要包括两个生成器 G 和 F，源模态依次输入到生成器 G 和 F，而目标模态依次输入到生成器 F 和 G，最终采用循环一致性损失(cycle-consistency loss)函数来衡量生成图像和真实图像间的差异。Chen 等在 MMWHS 数据集上做了较多的工作，并将他们提出的协同图像和特征自适应(synergistic image and feature adaptation，SIFA)网络模型和 Hoffman 等提出的周期一致对抗域自适应(cycle-consistent adversarial domain adaptation，Cy-CADA)网络模型进行了比较。Hoffman 等提出的 Cy-CADA 网络模型沿用了 Cycle-GAN 网络模型中循环生成机制，同时加入特征级的 CYC 来衡量不同模态编码网络下采样过程中特征图的差异，生成为目标模态(CT 图像)风格的源模态图像和源模态(MRI 图像)标签用于分割网络模型的训练。Cycle-GAN 网络模型只关注了图像级的多模态融合，而 Cy-CADA 网络模型同时关注了特征级的多模态融合。同样将特征级多模态融合引入深度学习心脏分割网络模型中的还有 Chen 等提出的双向交叉的无监督多模态融合网络模型 SIFA。SIFA 模型充分利用了图像级和特征级的多模态特征融合，将 Cycle-GAN 网络模型的其中一个生成器用 U 形编码-解码结构来代替，在编码网络模型中将相同深度的不同模态的特征输入鉴别器用于对抗训练。U 形的编码网络模型输出的特征图用于分割网络模型的训练。SIFA 网络模型对于目标模态(CT 图像)心脏图像的分割取得了更好的结果。Cy-CADA 和 SIFA 网络模型都是在 Cycle-GAN 网络模型的基础上做了改进,延续了 Cycle-GAN 网络模型中循环生成的思想,同时引入不同模态特征级的融合。Dou 等提出一种更加紧凑的 CNN 模型,该模型中的所有卷积核共享源模态(MRI 图像)和目标模态(CT 图像)心脏图像,大量重用模型参数。为了有效地训练这个高度紧凑的模型,改进了 Kullback-Leibler(KL)散度并提出了一种知识蒸馏(knowledge distillation,KD)损失用于多模态心脏分割网络的训练。Chartsias 等证明了应用 Cycle-GAN 网络将源模态(CT 图像)心脏图像合成为目标模态(MRI 图像)心脏图像的可行性,并采用 Cycle-GAN 网络扩展了目标模态心脏图像数据集来训练分割网络。分割网络则采用 U-Net 的网络模型对目标模态的心脏图像进行分割,在训练集中加入合成的心脏图像的分割效果优于未加入合成心脏图像数据集训练的分割结果。Tong 等应用三维的 U-Net 网络来对 MRI 和 CT 心脏图像进行融合训练。首先采用 U-Net 网络模型来对原始心脏图像进行粗分割,以减少周围组织的干扰,之后采用三维 U-Net 模型来进行端到端的精细分割。

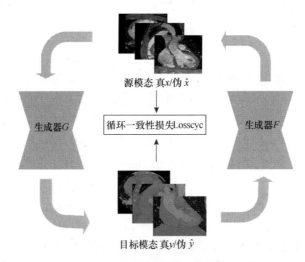

图 5-8　循环生成对抗网络模型生成器示意图

　　一些基于深度学习的多模态心脏图像融合方法在多模态的 CMR 数据集上进行了验证。Ly 等结合 CMR 图像的多模态图像,建立 U-Net 网络模型的简化版 TCL-Net (thresholded connection layer-Net)模型用于目标模态(LGE 图像)心脏图像的分割。源模态(bSSFP 图像和 T_2 权重图像)心脏图像磁共振图像被用于 TCL-Net 的训练,目标模态心脏图像被用来测试。预处理阶段采用风格转换数据增强(style transfer data augmentation,SDA)来对数据集进行扩充,包括自适应直方图均衡化、拉普拉斯变换、Sobel 边缘检测和直方图匹配等多种图像处理方法来扩充训练数据集。Chen 等采用域迁移网络模型将带注释的源模态(bSSFP 图像)心脏图像合成类似目标模态(LGE 图像)心脏图像,形成一个合成的 LGE 模态心脏图像训练集。然后利用这个训练集对源模态心脏图像训练的网络模型进行微调,达到无监督分割 LGE 模态心脏图像的目的。Campello 等在数据增强时将目标区域相对背景手动旋转一定角度来扩充数据集,然后用 Cycle-GAN 网络模型进行不同模态的迁移,最后使用改进的 U-Net 进行分割。

3. 倒 Y 形网络模型 在线形网络模型的基础上，倒 Y 形网络模型使用不同的通道来实现不同模态心脏图像的分割。图 5-9 为倒 Y 形网络模型的一般结构示意图，主要包括多模态融合编码模块、特征融合网络模块和单模态分割网络模块。倒 Y 形结构网络模型的训练往往需要两种模态心脏图像的注释标签。在倒 Y 形网络模型前端，不同模态心脏图像共享多模态编码网络模块用于提取不同模态心脏图像的公共特征，而双通道的分割网络模型则更多关注不同模态心脏图像之间的差异性。

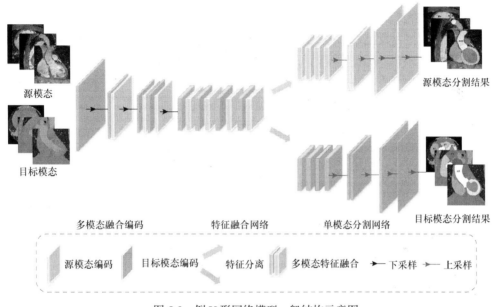

图 5-9 倒 Y 形网络模型一般结构示意图

在倒 Y 形结构多模态心脏图像融合分割模型中，对不同模态心脏图像训练不同的分割网络模块。Tsai 等在语义分割背景下构造了一个多层次的对抗网络模型。源模态(MRI 图像)和目标模态(CT 图像)心脏共用编码网络模块。在下采样编码阶段分别提取两种模态的高级特征并分别输入到两个域自适应模块中实现对两种模态心脏图像的融合和分割。该网络模型在不同层次的特征水平上可以有效地适应不同模态之间的差异。Cai 等在 Cycle-GAN 基础上，在生成器中加入形状一致性损失来保证不同模态图像形状特征的一致性。源模态(MRI 图像)和目标模态(CT 图像)分别用真实心脏图像和合成的心脏图像训练分割网络。最终的分割性能很大程度上取决于分割网络模块的性能。Vesal 等训练了两个结构相同的 U 形的网络模型。在模型训练过程中，首先采用源模态(T_2 和 bSSFP 模态图像)有监督地训练其中一个 U 形网络模型，之后将训练好的网络权重用于第二个 U 形网络模型的初始化，最后用少量目标模态(LGE 图像)心脏图像微调后一个 U 形网络模型并作为最终的分割模型。

（三）多模态心脏图像融合的正则化和损失函数

深度学习的核心问题是模型的泛化性能，即训练好的模型不仅在训练数据集中效果好，同时必须在测试数据集上也表现出不错的性能。通常在网络训练过程需要加入许多优化的策略来防止过拟合、加快迭代速度、减少参数量，同时提高网络泛化性能，这些策略被统称为正则化。损失函数是深度学习中不可缺少的一部分，用于量化预测值和注释标签的差别并进行误差反向传播，来对网络模型进行迭代训练。

1. 正则化　深度学习中常见的正则化有 L_1 和 L_2 正则化、Dropout 和早停等。L_1 和 L_2 正则化都是对深度学习网络模型的复杂度做惩罚。L_1 正则化使网络模型有更多的稀疏权重，有选择地忽略部分特征。L_2 正则化会让网络模型中权值更小，实际中更为常用的是将 L_1 和 L_2 正则化结合起来。Dropout 是在反向传播过程中随机关闭一些神经元，来避免过拟合。还有一种常见的早停策略是在训练误差下降到一定程度之前，提前停止模型的训练。常见的是在训练过程中，每次权重更新前在测试集上进行测试，当测试集错误率不再下降就停止训练。

一些正则化方法被应用于多模态图像融合分割方法中来对网络进行优化。在多模态心脏图像融合分割网络模型中，Ouyang 等在源模态和目标模态共享的特征空间中引入先验正则化，将先验正则化作为融合不同模态图像特征时的附加约束。Murdock 等提出 Blockout 结构来进行正则化，Blockout 可以同时学习模型的结构和参数，将层次结构参数化，允许通过反向传播进行结构学习。

2. 损失函数　在基于深度学习的心脏分割网络模型中，常见的损失函数有交叉熵损失（cross entropy loss，CEL）、加权交叉熵损失（weighted cross entropy loss，WCEL）、Dice 损失（dice loss，DL）等，CE 在图像分割任务中比较常见。还有一些针对不同模态心脏图像融合提出的损失函数，包括 Cycle-GAN 网络模型采用的 CYC。

CE 是图像分割任务中比较常用的损失函数。通过对每个像素进行类预测，然后对所有预测结果计算交叉熵并求和作为最终损失。为了解决被分割图像前景和背景不平衡的问题，Long 等提出的 WCE Loss_{WCE} 对单个类别的损失进行加权，来缓解类不平衡的问题，表达式为

$$\text{Loss}_{\text{CE}} = -\sum_{i \in N} \sum_{l \in L} y_i^{(l)} \log\left(\hat{y}_i^{(l)}\right) \tag{5-6}$$

$$\text{Loss}_{\text{WCE}} = -\sum_{i \in N} \sum_{l \in L} w_i y_i^{(l)} \log\left(\hat{y}_i^{(l)}\right) \tag{5-7}$$

其中，N 代表一个 Batch 数据集中图像数量，L 代表每张图中像素标签数量，y_i 是独热编码（0/1），$\hat{y}_i$ 是预测值。加权交叉熵对不同标签进行加权，其中，$\sum_{i=1}^{N} w_i = 1$。

Dice 损失在医学图像中比较常用，是真实样本和预测样本重叠程度的度量。Dice 值为标签和预测结果的交集和并集之比，结果为 0~1，Dice 值为 1 代表预测输出完全正确，Dice 损失公式如下：

$$\text{Loss}_{\text{DL}} = 1 - 2 \frac{\sum_{i \in N} \sum_{l \in L} y_i^{(l)} \hat{y}_i^{(l)} + \varepsilon}{\sum_{i \in N} \sum_{l \in L} (y_i^{(l)} + \hat{y}_i^{(l)}) + \varepsilon} \tag{5-8}$$

其中，ε 是一个小的常数来避免除数为 0。

　　CYC 是在 Cycle-GAN 网络模型中特有的，如图 5-8 中所示。Cycle-GAN 网络中有两个生成器 G 和 F，源模态 X 中的图像 x 经过生成器 G 和 F 依次编码生成图像 x 的伪图像 $\hat{x}$，$x \to G(x) \to F(G(x)) \to \hat{x}$，目标模态 Y 中图像 y 同样通过生成器 F 和 G 依次编码生成图像 y 的伪图像 $\hat{y}$，$y \to F(y) \to G(F(y)) \to \hat{y}$，CYC 表达式为

$$\text{Loss}_{\text{CYC}}(G,F) = E_{x \sim P_d(x)} \left[\left\| F(G(x)) - x_1 \right\| \right] + E_{y \sim P_d(y)} \left[\left\| G(F(y)) - y_1 \right\| \right] \tag{5-9}$$

其中，G 和 F 分别为两个生成器，$P_d(x)$ 代表源模态图像 x 服从的概率分布，$P_d(y)$ 代表目标模态图像 y 服从的概率分布，$\| \ \|_1$ 代表 L_1 正则化。

　　CE 在图像分割中应用广泛，而 DL 则被专门用于医学图像的分割，对于不同的分割目标加权可以有效地缓解不同分割目标中像素点数量不平衡的问题。CYC 损失使真实图像和生成器生成的伪图像之间的形态结构保持一致。在 Cycle-GAN 网络模型中，主要是为了尽可能地生成与真实图像相近的伪图像，同时训练生成器可以更好地提取不同模态图像的公共特征来达到多模态图像融合的效果。

第四节　讨论与总结

　　在本章中，主要综述了当前基于深度学习进行多模态心脏图像融合分割的应用现状。用于心脏分割的多模态融合图像数据集较少，目前常用的心脏图像数据集主要是 MMWHS 数据集和 MSCMR 数据集。目前，基于深度学习的多模态心脏图像融合分割的网络模型主要有两类，一类是基于 U 形编码-解码结构的 CNN 模型，另一类是 GAN 模型。本章基于不同模态的心脏图像特征融合层在整个网络模型中所处的位置和不同模态心脏图像在分割网络模型中是否共用单一通道的分类标准，对应用 Y 形结构、线形结构、倒 Y 形结构的三种多模态融合分割网络模型的主要工作成果进行了总结。

（一）挑战

　　基于深度学习的多模态心脏图像融合分割方法依然存在不少的挑战。从成像角度来看，许多公开的数据集中心脏图像质量较差、分辨率较低。在深度学习网络中，低分辨率的图像对心脏特征的学习有较大的影响，所以有效地提升心脏图像质量是一个比较重要的问题。同时，医学图像数据获取耗费较大，标签需要专业医师人工注释。在心脏分割任务中，多模态图像通常是不配对的，对未配对的多模态数据进行学习是亟待解决的问题。在融合过程中，由于带标签心脏数据获取难度较大，所以无监督学习是一个值得关注的方向。

　　在心脏图像方面存在的主要挑战是需要克服不同患者之间和不同数据模态之间的差异，不同模态的图像在对比度、灰度等方面的差异。同时，心脏结构相对复杂，腔室较多，还存在一些体积较大的血管等组织。对于三维结构，不同腔室之间相互联系、相互重叠，给分割任务带来了很大的不便。由于心脏搏动造成的运动伪影也会降低心脏组

织分割的精度。

在深度学习方法中普遍存在的挑战包括深度学习模型的可解释性、如何防止发生过拟合等。深度学习模型的复杂程度主要由网络结构和参数量来决定，所以可以通过简化网络结构，对训练集图像做数据增强或减少网络参数来防止过拟合。然而，如何使设计的网络模型有更强的泛化能力，同时又保证有比较精简的结构是一个不容易权衡的问题。还有在医学图像中常见的类不平衡的问题，通常的处理方法包括：对现有的损失函数加权、使用几种损失函数的组合、对数据进行重采样。

(二) 展望

目前有大量的基于深度学习的多模态心脏图像融合分割方法的研究。由于深度学习不需要人工进行烦琐的特征提取，目前在许多领域都有应用。当然深度学习也不是万能的，多模态心脏数据集获取困难，而且深度学习需要大量的标注数据，数据量不够、标注不统一、没有一致的标注协议、网络训练对计算机硬件要求较高、训练时间长、收敛难度大等问题也制约了深度学习在多模态心脏图像融合分割中的应用。所以，在心脏图像数据集的数量和质量、深度学习模型的性能和可解释性等方面还有许多工作需要完善。

基于深度学习的多模态心脏图像融合分割相较于单模态心脏图像分割会有更高的分割精度。多模态心脏图像融合可以定性且定量地提高心脏图像的质量来辅助心脏结构的分割。目前已经有大量地使用单一模态心脏图像训练的深度学习网络模型来对心脏图像进行分割。常用的数据增强、数据后处理和加深网络模型的深度很难进一步提高分割性能。基于深度学习的多模态心脏图像的融合处理是一个重要的发展方向，而如何实现多模态图像融合是其中的关键。传统的多模态图像融合方法很难设计一个理想的融合策略，深度学习方法可以直接对不同模态进行编码，以克服人工特征选择的困难。基于深度学习的网络模型可以使用多个通道融合不同模态的心脏图像来代替传统心脏图像融合方法中的图像配准和特征融合。

参 考 文 献

陈传慎, 2013. 基于多 Atlas 的心脏右心室精准分割. 沈阳: 东北大学.

Barra V, Boire J Y, 2001. Automatic segmentation of subcortical brain structures in MR images using information fusion. IEEE Trans Med Imaging, 20(7): 549-558.

Cai J, Zhang Z, Cui L, et al., 2019. Towards cross-modal organ translation and segmentation: A cycle-and shape-consistent generative adversarial network. Med Image Anal, 52: 174-184.

Campello V M, Martín-Isla C, Izquierdo C, et al., 2019. Combining Multi-Sequence and Synthetic Images for Improved Segmentation of Late Gadolinium Enhancement Cardiac MRI//International Workshop on Statistical Atlases and Computational Models of the Heart. Shenzhen, China: Springer, 290-299.

Chartsias A, Joyce T, Dharmakumar R, et al., 2017. Adversarial image synthesis for unpaired multi-modal cardiac data//International Workshop on Simulation and Synthesis in Medical Imaging. Québec City, Canada: Springer, 3-13.

Chen C, Dou Q, Chen H, et al., 2020. Unsupervised bidirectional cross-modality adaptation via deeply synergistic image and feature alignment for medical image segmentation. IEEE Trans Medl Imaging,

39（7）：2494-2505.

Chen C, Ouyang C, Tarroni G, et al., 2019. Unsupervised Multi-modal Style Transfer for Cardiac MR Segmentation. International Workshop on Statistical Atlases and Computational Models of the Heart. Shenzhen, China: Springer, 209-219.

Chen P H, Lin C J, Schölkopf B, 2005. A tutorial on ν-support vector machines. Appl Stoch Models Bus Ind, 21（2）：111-136.

Cootes T F, Edwards G J, Taylor C J, Active appearance models. European Conference on Computer Vision, 1998. Freiburg, Germany: Springer, 484-498.

Dou Q, Liu Q, Heng P A, et al., 2020. Unpaired multi-modal segmentation via knowledge distillation. arXiv preprint arXiv:.03111.

Dou Q, Ouyang C, Chen C, et al., 2019. PnP-AdaNet: Plug-and-Play adversarial domain adaptation network at unpaired cross-modality cardiac segmentation. IEEE Access, 7: 99065-99076.

Dou Q, Ouyang C, Chen C, et al., 2018. Unsupervised cross-modality domain adaptation of convnets for biomedical image segmentations with adversarial loss. arXiv preprint arXiv:.10916.

Garg S, Kiran K U, Mohan R, et al., 2006. Multilevel medical image fusion using segmented image by level set evolution with region competition//2005 IEEE Engineering in Medicine and Biology 27th Annual Conference. Shanghai: IEEE.

Goodfellow I, Pouget-Abadie J, Mirza M, et al., 2014. Generative adversarial nets. Adv Neural Inf Process Syst, 27: 2672-2680.

Hesamian M H, Jia W, He X, et al., 2019. Deep learning techniques for medical image segmentation: Achievements and challenges. J Digit Imaging, 32（4）：582-596.

Hoffman J, Tzeng E, Park T, et al., 2018. Cycada: Cycle-consistent adversarial domain adaptation. International Conference on Machine Learning. Stockholm, Sweden: PMLR, 1989-1998.

Huo Y, Xu Z, Moon H, et al., 2018. Synseg-net: Synthetic segmentation without target modality ground truth. IEEE Trans Med Imaging, 38（4）：1016-1025.

Isgum I, Staring M, Rutten A, et al., 2009. Multi-atlas-based segmentation with local decision fusion—application to cardiac and aortic segmentation in CT scans. IEEE Trans Med Imaging, 28（7）：1000-1010.

Jafari M H, Girgis H, Abdi A H, et al., 2019. Semi-supervised learning for cardiac left ventricle segmentation using conditional deep generative models as prior//2019 IEEE 16th International Symposium on Biomedical Imaging（ISBI 2019）. Venice: IEEE.

James A P, Dasarathy B V. 2014. Medical image fusion: A survey of the state of the art. Information Fusion, 19: 4-19.

Joyce T, Chartsias A, Tsaftaris S A. 2018. Deep multi-class segmentation without ground-truth labels//1st Conference on Medical Imaging with Deep Learning（MIDL 2018）. Amsterdam, Netherlands: MIOL.

Kirisli H A, Schaap M, Klein S, et al., 2010. Fully automatic cardiac segmentation from 3D CTA data: a multi-atlas based approach. Medical Imaging 2010: Image Processing. International Society for Optics and Photonics, 762305.

Lorenzo-Valdés M, Sanchez-Ortiz G I, Elkington A G, et al. 2004. Segmentation of 4D cardiac MR images using a probabilistic atlas and the EM algorithm. Med Image Anal, 8（3）：255-265.

Ly B, Cochet H, Sermesant M, 2019. Style Data Augmentation for Robust Segmentation of Multi-Modality Cardiac MRI. International Workshop on Statistical Atlases and Computational Models of the Heart. Shenzhen, China: Springer, 197-208.

Lynch M, Ghita O, Whelan P F. 2006. Left-ventricle myocardium segmentation using a coupled level-set with a priori knowledge. Comput Medl Imaging Graph, 30(4): 255-262.

Mikić I, Krucinski S, Thomas J D. 1998. Segmentation and tracking in echocardiographic sequences: Active contours guided by optical flow estimates. IEEE Transactions on Medical Imaging, 17(2): 274-284.

Mitchell S C, Bosch J G, Lelieveldt B P F, et al., 2002. 3-D active appearance models: segmentation of cardiac MR and ultrasound images. IEEE Trans Med Imaging, 21(9): 1167-1178.

Murdock C, Li Z, Zhou H, et al., 2016. Blockout: Dynamic model selection for hierarchical deep networks. Proceedings of the IEEE Conference on Computer Vision and Pattern Recognition, 2583-2591.

Na Y, Lu H, Zhang Y, 2008. Content analysis based medical images fusion with fuzzy inference//2008 Fifth International Conference on Fuzzy Systems and Knowledge Discovery. Jinan: IEEE.

Ouyang C, Kamnitsas K, Biffi C, et al., 2019. Data efficient unsupervised domain adaptation for cross-modality image segmentation. International Conference on Medical Image Computing and Computer-Assisted Intervention. Shenzhen, China: Springer, 669-677.

Ramachandram D, Taylor G W. 2017. Deep multimodal learning: A survey on recent advances and trends. IEEE Signal Process Mag, 34(6): 96-108.

Ronneberger O, Fischer P, Brox T, 2015. U-net: Convolutional networks for biomedical image segmentation. International Conference on Medical Image Computing and Computer-Assisted Intervention. Munich, Germany: Springer, 234-241.

Schlemper J, Oktay O, Bai W, et al., 2018. Cardiac MR segmentation from undersampled k-space using deep latent representation learning. International Conference on Medical Image Computing and Computer-Assisted Intervention. Granada, Spain: Springer, 259-267.

Tong Q, Ning M, Si W, et al., 2017. 3D deeply-supervised U-net based whole heart segmentation. International Workshop on Statistical Atlases and Computational Models of the Heart. Quebec City, Canada: Springer, 224-232.

Tsai Y H, Hung W C, Schulter S, et al., 2018. Learning to adapt structured output space for semantic segmentation//2018 IEEE/CVF Conference on Computer Vision and Pattern Recognition. Salt Lake City UT, USA: IEEE.

Vesal S, Ravikumar N, Maier A, 2019. Automated Multi-sequence Cardiac MRI Segmentation Using Supervised Domain Adaptation. International Workshop on Statistical Atlases and Computational Models of the Heart. Shenzhen, China: Springer, 300-308.

Wang A, Sun H, Guan Y, 2006. The application of wavelet transform to multi-modality medical image fusion. 2006 IEEE International Conference on Networking, Sensing and Control. Ft. Lauderdale, FL, USA: IEEE.

Wang J, Huang H, Chen C, et al., 2019. Multi-sequence Cardiac MR Segmentation with Adversarial Domain Adaptation Network. International Workshop on Statistical Atlases and Computational Models of the Heart. Shenzhen, China: Springer, 254-262.

Zhang Z, Yang L, Zheng Y, 2018. Translating and segmenting multimodal medical volumes with cycle-and shape-consistency generative adversarial network//2018 IEEE/CVF Conference on Computer Vision and Pattern Recognition. Salt Lake City UT, USA: IEEE.

Zhou T, Ruan S, Canu S. 2019a. A review: Deep learning for medical image segmentation using multi-modality fusion. Array, 3-4: 100004.

Zhou Z, Guo X, Yang W, et al., 2019b. Cross-modal attention-guided convolutional network for multi-modal cardiac segmentation. International Workshop on Machine Learning in Medical Imaging. Springer, 601-610.

Zhu J Y, Park T, Isola P, et al., 2017. Unpaired image-to-image translation using cycle-consistent adversarial networks//2017 IEEE International Conference on Computer Vision. Venice: IEEE.

Zhuang X H, 2013. Challenges and methodologies of fully automatic whole heart segmentation: a review. J Healthc Eng, 4(3): 371-408.

Zhuang X H, Li L, Payer C, et al., 2019. Evaluation of algorithms for multi-modality whole heart segmentation: an open-access grand challenge. Med Image Anal, 58: 101537.

Zhuang X, Xu J, Luo X, et al., 2020. Cardiac segmentation on late gadolinium enhancement MRI: a benchmark study from multi-sequence cardiac MR segmentation challenge. arXiv preprint arXiv:.12434.

（王涌慧　于鑫华　齐　林）

第六章　桡动脉脉搏波分析及其临床应用

当心脏周期性地收缩和舒张时，心室将血液射入主动脉产生压力波和流量波，并沿着全身动脉传播到外周血管，即形成脉搏波。在整个传播过程中，每个心动周期产生的波形形态会受到全身动脉的顺应性及其结构的影响。因此，脉搏波中每个心动周期的波形都包含了心脏本身的信息，以及外周血管的信息。提取人体脉搏波形所包含的心脏和血管的功能信息来了解其健康状态。例如，中医医生通过采集手腕处的桡动脉脉搏波可以了解人体健康状态。桡动脉脉搏波中既包含着一个人生理病理条件下身体状况的信息，同时也比较容易采集。因此，桡动脉脉搏波的研究越来越被重视。

目前，在测量桡动脉脉搏波方面，仍然以传统的脉压测量法获取桡动脉脉搏波为主。随着光电容积脉搏波检测(photoplethysmography，PPG)技术的发展，其便携的特点尤为突出，而且可以反映外周血液容积变化情况，有一些研究者采用PPG的方法采集桡动脉容积波形信号追踪剧烈运动中心率的变化。在测量桡动脉血流速度方面，多普勒超声技术可以方便地检出桡动脉处血流速度等。

桡动脉脉搏波信号蕴含着很多外周血流动力学信息。在分析桡动脉脉搏波形态方面，主要围绕波形特征分析、波形分类与参数估计及临床应用三个方面来介绍。在波形特征分析之前需要对波形进行预处理(包括波形去噪、波形归一化及波形拟合)以确保在特征分析前可以得到准确而干净的桡动脉脉搏波信号。在波形提取和特征分析方面，常用的分析方法有时域特征分析、频域特征分析、时频联合分析及非线性动力学特征分析。在时域分析波形时，一方面可以直接以时域波形的特征点来分析桡动脉脉搏波，另一方面也可以从波形整体形态来分析桡动脉脉搏波；频域分析可以全方面地了解桡动脉脉搏波各频率成分与心血管功能的关系，进一步反映心血管的状态与功能；时频联合分析是以小波变换分析桡动脉脉搏波为例进行介绍的。小波分析是通过分析桡动脉脉搏波的小波能量和小波熵，进一步分析人体心血管功能；非线性动力学特征可以了解脉搏波在整个传播过程中的动力学行为，能够分析出健康人组和心血管疾病患者组不同心血管生理、病理状态。

在波形分类与参数估计方面，本章主要阐述了一些机器学习和深度学习在桡动脉脉搏波研究中的应用，研究方法包括支持向量机(support vector machine，SVM)、人工神经网络(artificial neural network，ANN)、深度卷积神经网络(deep convolutional neural networks，DCNN)。研究表明，这些机器学习方法可以通过桡动脉脉搏波有效地感知其对应的心血管功能状态。

在桡动脉脉搏波的临床应用方面，本章从心脏功能(心输出量、心率变异性等角度)、血管功能(动脉硬化程度)及其他临床应用进行分析。目前利用桡动脉脉搏波波形可以一定程度上预测 2 型糖尿病、预测动脉僵硬程度、预测血管老化情况，结合外周血管疾病对其进行预防；针对冠心病患者的病理情况对其进行分级，并提前预警是否需要做冠状动脉造影等。

因此，本章的目的是介绍桡动脉脉搏波的采集方法，获得更为丰富、准确的桡动脉脉搏波信息，并根据桡动脉脉搏波的特征对其生理、病理进行全面的分析，以便提早预防和干预心血管疾病，减少心血管事件的发生。

第一节　测　量　方　法

为了得到较为准确的桡动脉脉搏波，目前较流行的方法有：采用脉压测量法测量桡动脉压力波形，采用 PPG 的方法测量桡动脉的流量波形，利用多普勒超声技术来测量桡动脉的血流速度，以及利用超声测量桡动脉血管直径变化等。

（一）脉压测量法

桡动脉脉压测量法是通过将手持式采集仪放置在桡动脉上，对手腕处桡动脉施加一定的压力，从而获得桡动脉搏动较为强烈的地方所引起的形变，记录这个形变量就可以测出桡动脉的压力波形。该方法被证明能够提供无创连续的血压波形和血压值，在临床中使用方便且广泛，不会对患者造成伤害。然而，以脉压测量法测量桡动脉脉搏波时会受到接触压力对桡动脉脉搏波的影响。He 等利用可调节压力的传感器采集了 20 位受试者的桡动脉压力波形。该项研究在量化接触压力的同时，通过记录不同压力下桡动脉脉搏波参数，反映接触压力对波形的影响。结果表明，随着接触压力的增加波形特征逐渐变化，从而导致利用波形参数计算的心血管参数准确率下降。脉压测量法测量桡动脉脉搏波既可以反映外周血管的血流动力学特征，也可以通过桡动脉血压值估计中心主动脉脉压。Meidert 等利用脉压测量法测量重症监护患者的桡动脉脉搏波并估算其主动脉血压值，同时利用从股动脉插入腹主动脉获得的有创中心主动脉血压值与桡动脉脉压测量法测量的血压值进行对比。结果表明，在重症患者中采用脉压测量法得到的主动脉脉压值与有创主动脉脉压值有相似的趋势，可以采用这种无创的方法评估主动脉的平均动脉压和舒张压。

（二）PPG 方法

脉压测量法测量桡动脉脉搏波时会受到检测手腕位置、操作者检测手法的影响。通过 PPG 的方法无创测量桡动脉脉搏波，可以减少检测时位置和手法的影响。

PPG 方法测量分为透射式测量和反射式测量。透射式测量指的是光源与探测器在被测部位的两侧。该方法通过透射的方式来实现对被测部位的容积记录。反射式测量指的是光源和探测器位于同一表面，彼此之间有一定距离。该方法通过反射的方式实现对被测部位的容积记录。桡动脉 PPG 测量方法一方面有利于桡动脉脉搏波的检测，另一方面可以从该位置获得比从手指、耳垂等外周血管丛更准确的血液变化信息。

(三)超声方法

超声测量桡动脉脉搏波有两种方法：一种是利用多普勒超声检测桡动脉血流速度，另一种是超声图像与桡动脉脉搏波相结合来反映心血管状态。多普勒超声测量血流速度可以进一步反映外周血管收缩变化情况及交感神经下桡动脉舒张和收缩的变化。在评价血管舒张和收缩功能方面，常采用指端激光多普勒的方法。然而，这种方法难以区分收缩期与舒张期血流，且较为昂贵。Eicke 等对比分析连续测量桡动脉脉搏波的多普勒超声与指端激光多普勒方法。结果表明，在相同刺激下两者有显著的相关性，但多普勒超声测量可以清楚地区分收缩期血流和舒张期血流。该项研究表明，多普勒超声是一种有效的替代指端激光多普勒血流测量的方法，该方法可以很容易地监测桡动脉血流变化。

超声测压法是利用超声成像的特点，结合其他测量传感器对桡动脉或其他动脉进行压力或流量的测量。该方法可以真实地反映人体动脉特征并得到较为精确的脉搏波数据。Li 等采用脉冲波超声测压的方法测量主动脉脉搏波，并针对高血压患者组、健康人组和高血压前期患者组进行桡动脉脉搏波与主动脉脉搏波的对比研究。结果表明，在健康人组和高血压前期患者组中，桡动脉脉搏波中前向波的峰值与主动脉脉搏波的拐点是相关的。在高血压前期，桡动脉脉搏波反射波的振幅比正常情况下更大。此外，高血压患者组的主动脉脉压与健康人组相比有显著升高。

当采集到桡动脉脉搏波后，则需要对波形进行相应的处理与分析。第二节将从波形预处理与波形特征分析两个角度分析桡动脉脉搏波。波形预处理是由于在所测量的波形信号中会出现干扰波形或出现波形基线漂移的现象，导致波形失真或波形不稳定。因此，在提取波形特征分析之前需要将波形进行预处理，使信号增强。同时桡动脉脉搏波的波形特征分析以时域特征分析、频域特征分析、时频联合分析及非线性动力学特征分析四个方面进行展开。

第二节 波 形 分 析

(一)波形预处理

1. 波形去噪 在桡动脉脉搏波测量过程中，可能会存在很多种噪声的干扰，如测量时环境温度的影响，测量仪器中非线性高频噪声，呼吸引起的基线漂移，测量期间因受试者手腕抖动而产生运动伪影，测量期间操作者手法的不同而产生误差等。因此，在分析波形特征时，需要进行波形去噪。其目的是得到相对纯净的信号，这样才能确保准确提取其特征(表 6-1)。Paiva 等采用了截止频率为 30Hz 的低通滤波器进行噪声滤波，提高信号的质量，有利于检测波形的特征点。而 Rangaprakash 和 Dutt 利用小波去噪技术去除了桡动脉脉搏波中的噪声。该项研究在采用小波方法去噪前，提出需要选取合适的母小波函数，实现信号的分解。同时，在小波去噪中通常情况下高频率成分出现在低尺度上，而低频率成分出现在高尺度上。当去除这些低尺度和高尺度的干扰信号后，就可以得到纯净的桡动脉脉搏波信号。Arunkumar 和 Sirajudeen 同样采用小波去噪的方法去除了波形中低尺度的高频噪声和高尺度的低频干扰信号,得到了干净的桡动脉脉搏波信号。Jiang 等利用 0.05～35.00Hz 的带通滤波器抑制了测量波形中的噪声,提高了波形的精度,有利于分析桡动脉脉搏波特征。Wang 等利用 Savitzky-Golay 平滑滤波去除了高于 15Hz 的随机噪声,获得更精确的桡动脉脉搏波信号。

2. 波形归一化　由于不同的受试者之间,心动周期是不同的,而心动周期的变化会导致脉搏波波形周期不一致。因此,为了方便分析脉搏波特征,需要使脉搏波波形在振幅和脉搏周期(心动周期长度)方面保持一致,这个过程被称为波形归一化(表 6-1)。Liu 等为了提高测量波形的精度,首先确保在一个呼吸周期的变化中有 10 次桡动脉脉搏波。然后为了方便比较桡动脉脉搏波,调整基线在同一水平位置,同时将每个周期的波形调整为 1000 个采样点,幅度为 0～1。同样地,Jiang 等也采用波形归一化方法消除接触压力和心动周期的影响,并通过插值的方法将每一个心动周期的桡动脉脉搏波长度固定为 1000 个采样点,幅度归一化为 1 个单位的振幅。

3. 波形拟合　波形拟合指的是桡动脉脉搏波的波形形态采用多个数学函数的波形来分解,从而叠加得到近似的桡动脉脉搏波。该方法以原始桡动脉脉搏波为标准,用叠加拟合得到的桡动脉脉搏波与原始波形做对比的误差系数评判其拟合的性能。同时,这种方法有利于对桡动脉脉搏波的特征进行提取(表 6-1)。Jiang 等研究了不同拟合函数对桡动脉脉搏波拟合的影响,即分别用罗利函数、双指数函数、高斯函数和对数正态函数拟合了桡动脉脉搏波。结果表明,采用同一个函数对不同的人计算结果是有差异的,而采用高斯函数和对数正态函数拟合桡动脉脉搏波时精度会更高一些。Liu 等研究了不同高斯拟合对桡动脉脉搏波的影响,即分析高斯函数个数和正负性与桡动脉脉搏波的关系。结果表明,采用三个正高斯函数拟合能够更好地拟合出原来的桡动脉脉搏波,得到更小的误差值。Wang 等结合最小二乘法使用高斯函数对桡动脉脉搏波进行拟合。结果表明,在高斯函数拟合脉搏波的过程中高斯函数的个数并不是恒定不变的,而是可以根据波形形态特征自适应地确定高斯函数的个数,进而得到更为精确的桡动脉脉搏波形。这样才能准确地分析其特征,获取更真实的心血管生理病理信息。

表 6-1　桡动脉脉搏波波形预处理方法

波形预处理	方法	参数
波形去噪	低通滤波器	截止频率 30Hz
	小波去噪技术	Daubechies 9 (Db9)
	带通滤波器	通带频率 0.05～35.00Hz
	Savitzky-Golay 平滑滤波	去除噪声频率>15Hz
波形归一化	插值和幅度调整	采样点 0～1000、幅度 0～1
波形拟合	四种函数拟合	最大残差值、平均误差绝对值百分比
	高斯函数拟合	最大残差值、平均误差绝对值 归一化均方根误差

（二）波形特征分析

1. 时域特征分析　如表 6-2 所示，时域特征的主要特征包括：桡动脉脉搏波的周期，代表了每次心脏收缩泵血与心脏舒张血液回流的一个心动周期的时间；第一峰值时间及幅值分别代表了心脏收缩泵血时的时间与强度；切迹点时间及幅度代表了心脏舒张期开始的时间与强度；第二峰值时间及幅度代表心脏舒张血液回流的时间与强度。

根据波的传播原理，在正常心动周期中，一个完整的桡动脉脉搏波分为前向波和反向波两个部分，如图 6-1 所示。前向波是心脏收缩时射血到主动脉引起的波动。反向波是心脏舒张时前向波形在全身动脉传播过程中遇到血管壁或血管分叉处而反射回心脏的波动。切迹点是在收缩期结束时或者舒张期开始时，由于主动脉瓣关闭所引起的。因此，这个切迹点对应时间也代表着心脏舒张期开始的时间，通过分析切迹点的位置也可以反映心血管状态特征。由此可见，桡动脉脉搏波波形是由前向波和反向波叠加而成。

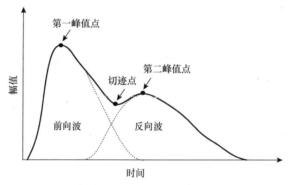

图 6-1　桡动脉脉搏波成分与波形特征

数值运算的方法是提取桡动脉脉搏波特征的主要手段之一。该方法是在准确求得各特征点的基础上，计算更多的时域波形特征参数进行波形分析。Rangaprakash 和 Dutt 提取了桡动脉脉搏波的两种参数进行波形分析。一种是直接利用桡动脉脉搏波测量出的参数，如周期、峰值点时间幅度等，另一种是进行比值运算得到桡动脉脉搏波的相对特征参数，如切迹点幅度与第一峰值幅度的比值、第二峰值幅度与第一峰值幅度的比值等。

然而，在动脉硬化程度较高的情况下，桡动脉反射波速度加快，桡动脉脉搏波特征（第二峰）会不明显，反射波位置难以准确掌握。为了准确反映桡动脉脉搏波特征，Tang 等提出了一种利用脉搏波整体形态特征提取相关参数的方法评估心血管功能。该方法是将时域桡动脉脉搏波特征按照幅值进行 10 等分处理，然后采用相同脉压下脉搏传输时间（equal pressure pulse transit time，EP-PTT）的方法分析桡动脉脉搏波信号。

2. 频域特征分析　频域特征分析是利用傅里叶变换将时域条件下的桡动脉脉搏波信号变换成频域的方法进行分析（表 6-2）。可以直接利用傅里叶变换提取一次谐波分量占总量的比例分析心血管疾病，而在实现过程中经常利用快速傅里叶变换（fast Fourier transform，FFT）提取特征参数进行频率成分分析。Liao 等利用傅里叶变换提取出桡动脉脉搏波第一谐波分量，分析了 2 型糖尿病患者与桡动脉脉搏波第一谐波分量之间的关系。结果表明，利用周期性桡动脉脉搏波谐波分析可以提高对需要进一步进行血管检测或治疗的 2 型糖尿病患者的识别。同时说明，采用频谱分析方法可以对心血管疾病进行预测与识别，做到提前干预。Wang 等利用 FFT 提取出桡动脉脉搏波的 PPG 信号各频率下的成分。该研究表明，桡动脉 PPG 信号的峰值频率与受试者的呼吸频率和心率是相似的。

3. 时频联合分析 时频联合分析是在分析信号时结合时域和频域的特点对波形进行分析(表 6-2)。小波变换是将同一信号的不同尺度成分提取出来，然后分析不同尺度成分。小波变换不仅能去除波形高尺度的低频噪声，而且能够分析桡动脉脉搏波的波形特征。这种方法可以用来提取桡动脉脉搏波离散时间信号中的小波特征，是一种信号处理方法。在分析生理信号的过程中如果需要形成适当的正交基进行信号分解时，小波变换的优点是可以将任意信号函数进行唯一分解。且在分析非平稳信号的情况下也可以提供较好的性能。根据小波系数可以计算出小波能量、小波熵，并用于解决和描述信号的不规则性、复杂性或不可预测性。因此，采用小波变换的方法分析非平稳、非周期的生理信号是非常有意义的。

4. 非线性动力学特征分析 非线性动力学特征分析是由于人体是一个复杂的结构，在脉搏波传播的过程中不能简单地视为线性阶跃响应或斜坡响应，而是需要根据具体的动力学特征对其传播性进行分析，了解复杂的心血管生理、病理状态。非线性系统或混沌理论的数学方法有利于描述此类非线性系统动力学问题。常采用的参数包括李雅普诺夫指数、近似熵等(表 6-2)。

表 6-2 桡动脉脉搏波特征分析方法总结表

波形分析方法	特征参数	参数作用
时域特征分析	周期、第一峰值时间、第一峰值幅度、切迹点时间、切迹点幅度、第二峰值时间、第二峰值幅度	分析桡动脉脉搏波特征变化
	相同幅值下脉搏波传播时间	评估血管特性
频域特征分析	一次谐波分量	预测 2 型糖尿病
	脉搏波所有频率成分	分析桡动脉脉搏波中呼吸率与心率
时频联合分析	小波能量、小波熵	识别桡动脉脉搏波特征
非线性动力学特征分析	李雅普诺夫指数、柯尔莫哥洛夫熵、负测度熵	比较健康人组和冠心病患者组的非线性特征
	最大李雅普诺夫指数	定量描述心血管系统的混沌程度
	近似熵	比较健康人组和糖尿病患者组的非线性特征

李雅普诺夫指数可以测量吸引子附近轨迹的局部收敛或发散的速率。李雅普诺夫指数正值表示附近的轨迹局部发散，而负指数表示附近的轨迹以指数方式彼此接近。Yan 等利用平均李雅普诺夫指数、柯尔莫哥洛夫熵、负测度熵三个参数表示手腕桡动脉的非线性特征。该项研究中还分析了健康人组和冠心病患者组两组非线性参数的差异。结果表明，健康人组的各项参数均高于冠心病患者组。说明健康人组的心血管系统与冠心病患

者组相比更加混乱和复杂。因此，健康人的心血管系统比冠心病患者具有更强的生理适应性。同时表明，采用非线性动力学方法对桡动脉脉搏波进行分析，可作为评价心血管风险的重要预测手段。Li 等利用最小二乘拟合到平均线的斜率的方法计算最大李雅普诺夫指数，并检验了参数的稳定性。结果证明，生理信号的变异性是随时间而变化的，最大李雅普诺夫指数可以定量描述心血管系统的混沌程度。

近似熵是一种"规律性统计"的特征量，量化了一个时间序列(如瞬时心率时间序列)中波动的不可预测性，也是一种非线性特征参数。近似熵较小说明信号包含相对较稳定的时间序列，该系统过程是可能预测的。反之，近似熵较大说明信号包含复杂的时间序列，系统过程较难预测。Arunkumar 和 Sirajudeen 利用波形的近似熵参数分析了健康人组和糖尿病患者组的非线性特征。其结果显示，健康组的近似熵高于糖尿病患者组，与李雅普诺夫指数得到相同的结论：健康组的心血管系统更为复杂，有更强的生理适应性。

第三节　波形分类与参数估计

随着机器学习和深度学习的发展，人们对桡动脉脉搏波的分类和参数估计也越来越感兴趣。桡动脉脉搏波的波形分类是指利用多种参数分析的方法将桡动脉脉搏波各种特征提取出来，根据机器学习和深度学习的方法将波形数据分成训练集和测试集，以测试集中的准确性对波形分类进行评判，也可以利用深度学习算法直接针对原始波形数据进行分类。桡动脉脉搏波的参数估计是利用机器学习和深度学习的方法对生理参数进行评估，从而进一步反映心血管的状态。

(一)波形分类

SVM 是在两种类之间建立一种超平面将两者分开的二分类分类器，是一种有监督的学习模式。在桡动脉脉搏波进行分类时，需要确定 SVM 的核函数。常用的核函数有径向基核函数和高斯核函数(表 6-3)。Zheng 等根据小波能量和小波熵的特征值，利用基于径向基核函数的 SVM 方法对健康人与患者的桡动脉脉搏波进行分类，其准确度可以达到 95%。同样地，Paiva 等也利用基于径向基核函数的 SVM 方法对噪声信号、健康人桡动脉脉搏波信号及患者桡动脉脉搏波信号三者进行分类，其准确性高达 99%。Rangaprakash 和 Dutt 根据 7 个桡动脉脉搏波时间序列特征值，利用基于递归消除的 SVM 的方法对运动和午餐后不同状态下的桡动脉脉搏波进行分类识别，其准确率高达 99%以上。基于递归消除的 SVM 的方法可以减少训练集所需要的特征，而且保证较高的准确率。

ANN 是以神经元的工作模式对数据进行处理的，也是一种有监督的学习模式。这类分类算法最重要的特点是其通用性和调节能力，适用于具有充分代表性的样本集而不是严格的数学模型描述的问题(表 6-3)。Paiva 等采用了 ANN 方法对健康人组和疾病患者组进行分类识别。其结果表明，在识别精度上可以达到 98%以上，减少了临床使用脉搏波诊断心血管疾病时产生的偏差。

表 6-3　波形分类总结表

分类算法	目的	精度(%)
支持向量机	区分患者与健康人的波形	95
	区分午餐前后与运动前后的波形	99
	区分患者、健康人与噪声的波形	99
人工神经网络	区分患者、健康人与噪声的波形	98

(二)参数估计

ANN 的方法不仅能对桡动脉脉搏波进行分类处理,还可以对一些心血管参数进行估计(表 6-4)。Xiao 等则利用 ANN 的方法通过桡动脉脉搏波评估了主动脉脉搏波的反射系数与反射量级。其结果表明,采用 ANN 的方法不用考虑主动脉血流与血管壁的特性,可以直接估算主动脉脉搏波的反射系数与量级,与基于传输线理论的参数作对比后相关性可以达到 90% 以上。Bratteli 等利用 ANN 的方法研究了年龄对心血管功能的影响。研究表明,年龄引起的生理性老化反映在脉压上而不是平均压力或心率上,同时性别并不能提高年龄的预测率。

另一种参数估计的方法是采用 DCNN 的方法对心血管参数进行估计(表 6-4)。DCNN 由 3 个卷积层和在输出神经元之前的一个全连接层组成,是一种深度学习的方法。一般 DCNN 由卷积层(滤波)、非线性层和池化层组成。这些结构的目的是进行特征提取和降维。Chiarelli 等则采用 PPG 和单导联测量心电信号的方法,利用 DCNN 的方法评估了真实年龄与估计年龄的相关性。其结果表明,在年龄相差 7 的时候相关性可达到 0.92。该研究是通过实际年龄和预测年龄来反映心血管老化程度。这种方法有助于早期发现心血管功能中是否存在偏离正常年龄范围的情况。

表 6-4　波形参数估计总结

算法	目的	参数
人工神经网络	估计主动脉脉搏波反射系数与反射量级	相关系数 0.90
	估计年龄对心血管功能的影响	显著性差异($P<0.001$)
深度卷积神经网络	估计年龄对心血管疾病的影响	相关系数 0.92

由表 6-1~表 6-4 可以看出,波形预处理可以提高波形的精度,方便准确提取波形特征。波形特征分析可以对桡动脉脉搏波特征有新的认识。波形分类则能够区分不同生理病理状态下桡动脉脉搏波的特征。而波形参数估计又能够分析桡动脉脉搏波与心血管功能之间的关系。

第四节　临床应用

波形分类主要解决的是确定人体生理病理状态的问题,即区分两种不同状态和不同病理的桡动脉脉搏波。参数估计则是利用一些人工智能算法估计心血管参数。但这两个方面并没有全面阐述桡动脉脉搏波的临床应用。本节总结了桡动脉脉搏波对心脏功能的分析、血管功能的分析及一些其他方面的临床应用(表 6-5)。

表 6-5　桡动脉脉搏波临床应用总结表

临床应用	应用目的
心脏功能分析	分析年龄对心功能的影响
	估算心输出量
	脉率变异性与心率变异性的关系
	桡动脉脉搏波在冷热压力下与心率变异性的关系
血管功能分析	检测内皮功能反映动脉硬化程度
	桡动脉 PWV 测量动脉硬化程度
	评估冠状动脉疾病
	评估动脉硬化情况
	与外周血管疾病的关系
	年龄对血管功能的影响
	年龄与动脉僵硬和血管之间的关系
	年龄与动脉僵硬的关系
	评估血管老化
其他临床应用	检测呼吸成分
	量化中医桡动脉脉搏波

(一)心脏功能分析

1. 心输出量估计　心输出量指的是每分钟心脏泵出的血液量,即每次心搏出量与心率的乘积。心输出功率是心输出量与平均动脉压的乘积。心输出量与心输出功率都是衡量整体心脏功能的指标。Bikia 等利用几个心动周期的桡动脉脉搏波来估测心输出量。其结果表明,估算的心输出量与真实心输出量有 0.96 的相关性。该研究表明,基于桡动脉脉搏波的方法能够较为准确地评估心输出量,从而有利于评价心血管功能。同样这个优化方法,可以运用到研究桡动脉脉搏波的其他方面,得到更为准确的心血管特征参数,有利于准确把握心血管功能和状态。

2. 心率变异性分析　心率变异性指的是一次心跳与另一次心跳之间相差的时间,经常用心电图中的 R 波来计算心率变异性参数。而脉率变异性指的是每个脉搏波之间相差的时间,常用脉搏波的第一峰值之间的时间间隔来计算脉率变异性。脉率与心率相比而言,脉率比心率更容易获得。Constant 等以卧式测量脉搏波和站立测量脉搏波两种方法研究健康人群和患者之间的脉率变异性与心率变异性能否相互代替的问题。该项研究结合了呼吸进行分析，其结果表明脉率变异性不能准确反映站立健康受试者和心率变异性较低患者的呼吸心率变异性，但可以反映卧式健康受试者的心率变异性。因此，在使用脉率变异性代替心率变异性时，要考虑受试者的测量体位与心脏功能。

特别地，外周血管收缩和舒张受温度的影响较大，即降低体温可引起周围血管收缩；反之，体温升高可引起周围血管的舒张。因此，以桡动脉脉压分析心率变异时，还需要考虑受试者体温变化。Huang 等将受试者左手置于 45℃的热水和 7℃的冷水中，以桡动脉脉搏波的光谱频率成分分析心率变异性。结果表明，桡动脉脉搏波功率谱的低频和高频成分在热试验(45℃的热水)中降低，在冷试验(7℃的冷水)中增加。因此，在热环境下桡动脉脉搏波光谱中 10～50Hz 能更加表明其心血管生理意义。总之，以桡动脉脉搏波分析受试者心率变异时，需要考虑受试者的测量体位变化与生理状态变化，以有效分析心率变异性。

(二)血管功能分析

动脉硬化是评估心血管功能预测心血管疾病的一种重要的影响因素。早期的动脉硬化包括血管内皮功能下降等生理现象。随着动脉硬化的进展，血管内膜与中膜的复合体增厚，斑块逐渐形成导致血管狭窄或闭塞。而内皮细胞可以调节一些动脉特性缓解动脉硬化程度，如在血管张力、通透性、血管生成和对炎症的反应方面起着关键作用。通过这些生理变化，了解内皮功能可以进一步预防心血管疾病的发生。Arakawa 等根据桡动脉压力波形和动脉直径的特点，发现可以通过血管壁黏弹性引起的迟滞特性来评估人体血管内皮功能，进一步分析动脉硬化程度。

脉搏波传播速度(pulse wave velocity，PWV)是评价动脉硬化的指标之一，可以预测心血管疾病发病风险。一些研究者对分析升高的 PWV 去评估动脉硬化程度越来越感兴趣。Zhang 等采用对比分析的方法，即以广泛使用的两点式测量 PWV(颈动脉和股动脉之间的 PWV)与单点式(测量桡动脉的 PWV)作对比，单点式测量 PWV 的优点是可以减少颈动脉呼吸变化与股动脉伪影的影响。其结果表明，在 65 岁以下健康受试者中，采用桡动脉脉搏波估计PWV 的单点式测量动脉硬化程度与传统两点测量结果有显著相关性，且有较好的每周重复性。

桡动脉脉搏波不仅能了解动脉硬化的生理特性，还可以分析病理条件下动脉硬化程度对心血管功能的影响。Kotecha 等通过桡动脉脉搏波计算中心动脉的脉压情况，并评价了冠状动脉疾病。其结果表明，桡动脉脉搏波评估是一种有用的无创临床诊断手段，可将冠状动脉疾病分层，并协助确定患者是否需要进行血管造影术。Xu 等通过分析桡动脉脉搏波形态变化评价动脉硬化情况。其结果表明，桡动脉脉搏波形态变化可以区分健康人群和患心血管疾病人群，准确率为88%。Zahner 等发现了动脉硬化程度与外周血管疾病独立相关。而且有外周血管病的患者与健康人相比，动脉硬化程度更高。因此，可以通过掌握外周血管硬化程度对外周动脉疾病的患者进行提前的干预。

此外，动脉硬化程度也是一个血管随着年龄增大而变化的生理特征。血管特性的变化会导致心血管危险因素的加重。动脉硬化程度也可以通过预测年龄的方法进行分析。

通过分析预测年龄与实际年龄的关系,有助于分析心血管疾病的发病风险。随着年龄的增加,血管功能会逐渐下降,外周阻力逐渐升高。为了平衡血管变化和心脏后负荷增加带来的影响,心脏需要产生更多的压力向血管系统输送更多的能量。因此,随着年龄的增长,心脏结构可能发生改变,如左心室壁厚度增加,说明年龄是影响心血管功能的独立因素。

为了研究年龄对血管功能的影响,Houghton 等比较了静息和运动两种不同状态下的年轻和老年人群的血管功能。其结果表明,血管功能的测量可以作为老年人心脏泵血能力的预测指标。Hickson 等利用桡动脉脉搏波计算出的主动脉脉搏波进一步分析了年龄对动脉硬化程度与血管直径的影响。结果表明,主动脉硬化方面最大的不同在腹部,血管直径变化方面最大的不同在升主动脉。Bia 等发现随着年龄的增加,主动脉与桡动脉脉搏波的收缩压有增长的趋势,且 60 岁左右会呈现突然增长的趋势。

(三)其他临床应用

呼吸成分指的是在检测桡动脉脉搏波过程中,受到呼吸作用的影响,桡动脉脉搏波信号中会掺杂着低频的呼吸信号。这种干扰的低频呼吸信号在分析桡动脉脉搏波时会产生误差。因此,一些研究者在研究桡动脉脉搏波信号的过程中,会将呼吸信号视为干扰信号。但也有研究者表示,桡动脉脉搏波收缩期与舒张期呼吸中的变化可以间接反映心血管中血流动力学的变化。Park 等发现在桡动脉脉搏波形态中提取的呼吸成分变化,可以作为评价心搏出量变化的指标,证明了桡动脉脉搏波中的呼吸成分可作为临床手术液体反应中心脏前负荷的指标。Wang 通过将桡动脉 PPG 信号中的心率和呼吸率与临床医用设备对比,发现其相关性可以达到 97%以上。同样说明桡动脉 PPG 信号中的呼吸频率可以作为临床检测心血管疾病的一项指标。

传统中医是依靠手指接触手腕处的脉搏,通过脉搏了解人体生理和病理情况来进行治疗的。但中医在诊断人体健康状态时,缺少客观的评价标准,仅仅依靠有经验的医师进行诊断。Shu 等分析了 13 种桡动脉脉搏波形态,量化了波形间存在的差异,发现在13 种波形中衰减系数(波形衰减的形式和性质)、相位差(前向波和后向波的相位差)、相对相位差(相位差与整个周期的相位差的比值)、峰值比(前向波峰与后向波峰比)均存在不同。这种新的定量分析方法不仅减少了脉象对中医经验的依赖,而且能够更准确地解释病理性桡动脉脉搏波。

第五节 讨论与总结

本章从测量方法、波形分析、波形分类与参数估计及临床应用四个方面介绍了桡动脉脉搏波信号。

在测量方法中,脉压测量法测量桡动脉脉搏波信号是最为常用的一种测量方法。以压力传感设备测量桡动脉压力信号。这种方法受到的干扰较大,如测试者的手法、受试者手腕位置点、受试者的生理状态等。PPG 方法测量生理信号应用广泛,通过桡动脉 PPG

信号分析呼吸率可以进一步反映人体心血管状态。超声测量法一方面可以测量桡动脉处血流速度，从血流速度方面了解桡动脉脉搏波所表示的心血管变化；另一方面可以根据桡动脉脉搏波信号与超声图像相结合的方法反映人体动脉特性。在测量桡动脉脉搏波信号时，应该尽量减少测量环境中的高频干扰信号及受试者生理状态所产生的干扰信号。正如 Wu 等为了减少干扰信号，提出了一种气压感应系统，与传统 PPG 信号相比，得到的桡动脉脉搏波所反映出的动脉硬化指数更为可靠。

在波形特征分析中，每种分析方法都有一定的特点与不足。在时域特征分析波形时，波形形态具体、特征明显。但在干扰信号的影响下，波形特征产生的误差导致难以准确地计算波形特征值。在频域特征分析波形时，波形频率成分全面，但波形特征不明显。同样地，小波变换的方法可以分析不同小波之间参数及能量的变化。非线性动力学特征分析波形的方法能分析脉搏波传播特性，也能分析复杂的心血管生理状态，但非线性波形特征较难理解。由此可见，每种分析方法均有一定的局限性。在分析生理信号的过程中，可以采集多种信号的方法来更准确地反映心血管状态与功能。Liu 等利用集成装置的方法测量了心电信号、桡动脉压力信号与指端 PPG 信号三种信号。分析三种模态信号，其中，心电图最容易受到电磁干扰影响电生理的测量。温度和环境光对 PPG 有较大的影响，如在低温下，周围血管会引起血管收缩和异常血流。在长期监测中，桡动脉压力波形受测量位置的影响，容易受到运动伪影的干扰。三种模态联合测量的方法可以结合每种信号的特点使结果更准确。该项研究表明，采用多模态传感器操作简单，能够快速获得稳定可靠的生理信息，这将可能发展成为一种有前途的多模式诊断心血管疾病的工具。

在临床应用方面，总结了桡动脉脉搏波在临床应用中的心脏功能、血管功能等心血管方面的研究（见表 6-5）。分析心脏功能时，本章围绕着心输出量与心率变异性两方面进行描述。心输出量一直是评价心脏功能的指标。利用桡动脉脉搏波信号能够准确地评估心输出量。与心率变异性相比，脉率变异性更方便获得。但以桡动脉脉搏波脉率变异性代替心率变异性时，需要考虑受试者的体位变化与生理状态。分析血管功能时，本章主要围绕着动脉硬化进行描述，包括早期动脉硬化特征、动脉硬化对脉搏波的影响、PWV 评价动脉硬化及年龄对动脉硬化的影响四个方面。在其他临床应用中，本章仅介绍了桡动脉脉搏波中呼吸成分与量化中医脉诊两大方面的应用。总而言之，在分析桡动脉脉搏波的临床应用中已经趋向多指标、全方面地分析心血管的生理与病理信息。还有研究者探索了脉搏波与脑血管方向的研究，为丰富桡动脉脉搏波研究方向展开新的视角。Pase 等利用桡动脉脉搏波估算主动脉脉压与搏动的脑血流速度之间的关系。结果表明，两者之间存在着正相关，同时该研究也进一步支持了主动脉硬化会增加大脑中血流搏动压力的观点。

目前，在桡动脉脉搏波分析心血管功能的研究中，已经向着波形分辨率更高、波形成分更丰富、分析方法更全面、临床应用更多样的趋势发展。尤其是临床应用中，利用脉搏波波形不仅可以分析心血管疾病信息，而且可以在一定程度上分析脑血管疾病的信息。因此，在利用桡动脉脉搏波分析人体健康状态时会越来越准确。

参 考 文 献

Arakawa M, Saito T, Mori S, et al., 2019. Development of an ultrasonic probe to measure both radial arterial pressure and diameter change at the same position for early diagnosis of vascular endothelial function: Preliminary study. Sens Actuators A Phys, 297: 111487.

Arrebola-Moreno A L, Laclaustra M, Kaski J C, 2012. Noninvasive assessment of endothelial function in clinical practice. Rev Esp Cardiol (Engl Ed), 65 (1): 80-90.

Arunkumar N, Sirajudeen K M, 2011. Approximate Entropy based ayurvedic pulse diagnosis for diabetics-a case study//3rd International Conference on Trendz in Information Sciences & Computing (TISC2011). Chennai, India: IEEE.

Bia, D, Zócalo, Y, Farro, I, et al., 2011. Integrated evaluation of age-related changes in structural and functional vascular parameters used to assess arterial aging, subclinical atherosclerosis, and cardiovascular risk in Uruguayan adults: CUiiDARTE project. International Journal of Hypertension, 2011 (587303):12.

Bikia V, Pagoulatou S, Papaioannou T G, et al., 2018a. Cardiac output estimation from beat-to-beat radial pressure and pulse wave velocity: a model-based study. Artery Res, 24: 76.

Chiarelli A M, Bianco F, Perpetuini D, et al., 2019. Data-driven assessment of cardiovascular ageing through multisite photoplethysmography and electrocardiography. Med Eng Phys, 73: 39-50.

He D, Zheng L, Liu J, et al., 2014. Variation of radial pulse wave contour influenced by contact pressure//2014 36th Annual International Conference of the IEEE Engineering in Medicine and Biology Society. Chicago, IL, USA: IEEE.

Hickson S S, Butlin M, Graves M, et al., 2010. The relationship of age with regional aortic stiffness and diameter. JACC Cardiovasc Imaging, 3 (12): 1247-1255.

Houghton D, Jones T W, Cassidy S, et al., 2016. The effect of age on the relationship between cardiac and vascular function. Mech Ageing Dev, 153: 1-6.

Huang C M, Chang H C, Kao S T, et al., 2011. Radial pressure pulse and heart rate variability in heat-and cold-stressed humans. Evid Based Complement Alternat Med, 751317.

Jiang X, Wei S, Ji J, et al., 2018. Modeling radial artery pressure waveforms using curve fitting: Comparison of four types of fitting functions. Artery Res, 23: 56-62.

Kohara K, Tabara Y, Oshiumi A, et al., 2005. Radial augmentation index: a useful and easily obtainable parameter for vascular aging. Am J Hypertens, 18 (1 Pt 2): 11S-14S.

Kotecha D, New G, Collins P, et al., 2013. Radial artery pulse wave analysis for non-invasive assessment of coronary artery disease. Int J Cardiol, 167 (3): 917-924.

Li L, Liu C, Liu C, et al., 2009. Physiological signal variability analysis based on the largest Lyapunov exponent//2009 2nd International Conference on Biomedical Engineering and Informatics. Tianjin, China: IEEE.

Li R X, Ip A, Sanz-Miralles E, et al., 2017. Noninvasive evaluation of varying pulse pressures in vivo using brachial sphymomanometry, applanation tonometry, and pulse wave ultrasound manometry. Artery Res, 18: 22-28.

Liao K M, Chang C W, Wang S H, et al., 2019. The first harmonic of radial pulse wave predicts major adverse cardiovascular and microvascular events in patients with type 2 diabetes. J Diabetes Complications, 33 (11): 107420.

Liu C, Zheng D, Murray A, et al., 2013. Modeling carotid and radial artery pulse pressure waveforms by curve fitting with Gaussian functions. Biomed Signal Process Control, 8 (5): 449-454.

Liu W, Fang X, Chen Q, et al., 2018. Reliability analysis of an integrated device of ECG, PPG and pressure pulse wave for cardiovascular disease. Microelectron Reliab, 87: 183-187.

Maus T M, Lee D E, 2008. Arterial pressure–based cardiac output assessment. J Cardiothorac Vasc Anesth, 22(3): 468-473.

Meidert A S, Huber W, Hapfelmeier A, et al., 2013. Evaluation of the radial artery applanation tonometry technology for continuous noninvasive blood pressure monitoring compared with central aortic blood pressure measurements in patients with multiple organ dysfunction syndrome. J Crit Care, 28(6): 908-912.

Moxham I, 2003. Understanding arterial pressure waveforms. Southern African Journal of Anaesthesia and Analgesia, 9(1): 40-42.

Paiva J S, Cardoso J, Pereira T, 2018. Supervised learning methods for pathological arterial pulse wave differentiation: a SVM and neural networks approach. Int J Med Inform, 109: 30-38.

Park J H, Hwang G S, 2016. Respiratory variation of systolic and diastolic time intervals within radial arterial waveform: a comparison with dynamic preload index. J Clin Anesth, 32: 75-81.

Pase M P, Grima N A, Stough C, et al., 2014. Association of pulsatile and mean cerebral blood flow velocity with age and neuropsychological performance. Physiol Behav, 130: 23-27.

Rangaprakash D, Dutt D N, 2015. Study of wrist pulse signals using time domain spatial features. Computers & Electrical Engineering, 45: 100-107.

Shu J J, Sun Y, 2007. Developing classification indices for Chinese pulse diagnosis. Complement Ther Med, 15(3): 190-198.

Tang Q, Huang L, Pan Z, 2019. Multiple linear regression model for vascular aging assessment based on radial artery pulse wave. Eur J Integr Med, 28: 92-97.

Wang C, Li Z, Wei X, 2013a. Monitoring heart and respiratory rates at radial artery based on PPG. Optik, 124(19): 3954-3956.

Wang L, Xu L, Feng S, et al., 2013b. Multi-Gaussian fitting for pulse waveform using weighted least squares and multi-criteria decision making method. Comput Biol Med, 43(11): 1661-1672.

Wu H T, Lee C H, Liu A B, et al., 2010. Arterial stiffness using radial arterial waveforms measured at the wrist as an indicator of diabetic control in the elderly. IEEE Trans Biomedl Eng, 58(2): 243-252.

Xiao H, Qi L, Xu L, et al., 2019. Estimation of wave reflection in aorta from radial pulse waveform by artificial neural network: a numerical study. Comput Methods Programs Biomed, 182: 105064.

Xu L, Meng M Q H, Qi X, et al., 2010. Morphology variability analysis of wrist pulse waveform for assessment of arteriosclerosis status. J Med Syst, 34(3): 331-339.

Yan J, Xia C, Wang H, et al., 2008. Nonlinear dynamic analysis of wrist pulse with Lyapunov exponents// 2008 2nd International Conference on Bioinformatics and Biomedical Engineering. Shanghai, China: IEEE.

Zahner G J, Gruendl M A, Spaulding K A, et al., 2017. Association between arterial stiffness and peripheral artery disease as measured by radial artery tonometry. J Vasc Surg, 66(5): 1518-1526.

Zhang Y L, Ma Z C, Lung C W, et al., 2012. A new approach for assessment of pulse wave velocity at radial artery in young and middle-aged healthy humans. J Mech Med Biol, 12(5): 1250028.

Zheng Y, Zhang Y, Ma Z, et al., 2010. Predicting Arterial Stiffness from radial Pulse Waveform using support vector machines. Procedia Eng, 7: 458-462.

Zong C, Jafari R, 2015. Robust heart rate estimation using wrist-based PPG signals in the presence of intense physical activities//2015 37th Annual International Conference of the IEEE Engineering in Medicine and Biology Society (EMBC). Milan, Italy: IEEE.

（杨晋中　徐礼胜）

第七章 基于单导联心电图的房颤自动检测

心律失常主要是由于心脏不规则收缩引起的，包括室性期前收缩、房性期前收缩、心房颤动(房颤)、心室纤颤(室颤)、心房扑动(房扑)、传导阻滞等。房颤的发生通常与脑卒中、心力衰竭、冠状动脉疾病等心脑血管疾病息息相关，是脑卒中和心力衰竭的主要原因，间接导致死亡率和发病率的增长。此外，房颤的发病率随着年龄的增长而增加，研究表明，85 岁及以上人群的房颤发病率高达 15%。因此，房颤的早期检测对于心脑血管疾病的预防和治疗十分重要，早期诊断可以尽早地进行生活方式的调整和抗凝治疗，进而减少并发症和医疗费用。

然而许多房颤的患者是短暂发作、无症状或非典型症状，需要进行长期的心电图观察，如外部设备动态心电图或植入式设备，外部设备需要电极，大部分中老年人可能难以接受，植入式设备价格昂贵，无法进行大规模的筛查，单导联检测房颤的便携设备便应运而生。单导联心电图检测房颤，可用于便携设备，使用方式灵活，通常使用手指接触点就可以完成，大部分人尤其是中老年人，不需要严格培训就能轻松掌握；设备较小，还可以随身携带、实时监测，在家里就能检测，不需要去特定的医疗中心，节省费用。然而，使用单导联检测房颤仍然存在诸多问题，如数据集类别分布不平衡、只在干净的数据上进行分类、噪声干扰等。近年来，机器学习和深度学习在图像识别、自然语言处理、医学信号处理等方面的发展，促使更多人着手研究基于机器学习和深度学习的房颤检测算法。

本章对以往的研究进行汇总，大多数研究中的单导联心电图房颤检测(包括二分类和多分类问题)一般分为四个阶段：数据预处理、特征提取、特征选择、分类。其中，数据预处理的主要任务是消除噪声干扰，为后续的特征提取做准备；特征提取和特征选择将心电图数据转换成特征向量，并选择最重要的特征进行分类，既减少了计算复杂度，也提高了算法分类的精确度；分类器通过调整参数以提高分类结果的准确性。

第一节 数据来源和评估指标

(一)问题描述

在正常情况下，电信号先引起心房收缩，然后引起心室收缩，而房颤是指心房不再进行一次大的收缩，而是进行多次的小收缩，看起来像在颤动一样。房颤通常会引起严重的并发症(如脑卒中)，进而提高死亡率，因此房颤的早期检测是十分重要的。心电图显示了除极波在每次心跳中的运动形态，各类心律不齐通常带有各自独特的心电图特征，因此房颤等各类心律不齐通常使用心电图来检测。在临床医学中使用标准心电图进行房颤的检测，标准心电图一共有 12 个导联，3 个单极肢体导联，3 个双极肢体导联和 6 个胸导联。《2016 年欧洲心脏病学会心房颤动管理指南》中也提到房颤检测的重要性，该指南建议采用脉搏诊断和 12 导联心电图进行房颤的检测，但是采用多导联心电图进行房颤检测具有一定的困难，如价格昂贵、操作复杂、无法实时监测等，而采用单导联心电图进行房颤检测完全不需要担心上述问题。本节重点讨论基于单导联心电图的房颤自动检测。

(二) 数据来源

大多数研究单导联心电图房颤检测的数据是由《第 18 届全球生理测量挑战赛》(2017 PhysioNet/CinC Challenge) 提供的，由 AliveCor 设备采集，包括 8528 个 9～60s 的单导联心电图记录，每一条记录带有一个含波形信息头文件、一个心电图文件、类型标签。一部分研究的数据来源于美国麻省理工学院 MIT-BIH 心律失常数据库，每一条心电图记录都带有一个注释文件，注释文件里标明该记录的类型、R 波峰的位置，记录类型作为分类结果的参考，R 波峰的位置用来分割心电图信号。每个心跳的心电图信号包含 5 个波峰，分别是 P、Q、R、S、T，如图 7-1 所示。每一个波峰及其信号的统计特征 (如方差、标准差、平均值、最大值、最小值、欧几里得范数等) 是进行心律分类的关键。另外，从 P、Q、R、S、T 波形中提取的心电信号能量特征和熵特征也可用于心律分类。

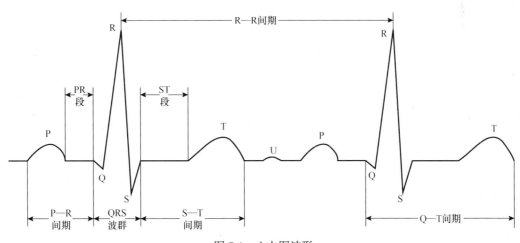

图 7-1　心电图波形

在较多研究中，均提出样本不平衡的问题。Xiong 在研究中提出，在 2017 PhysioNet/CinC Challenge 提供的数据中存在三个问题：在深度学习算法中，采集的数据集相对较小、数据类别不平衡、心电图信号长度不一致。数据类别不平衡的含义是，数据集中共有 8528 条记录，除房颤之外的其他心律不齐的类型、太嘈杂而无法辨认的类型含有的记录数量太少，这种样本分布反映了真实的数据集，可采用扩大数据集的办法解决此类问题，如 Andreotti 等的研究中，为解决数据不平衡问题，就增加了来自不同 PhysioNet 数据库的记录。为了消除数据不平衡的影响,采用误分类代价矩阵。解决数据不平衡问题有两种办法,多数样本下取样和少数样本上取样,因为下取样会导致信息丢失,因此采用少数样本过采样解决数据不平衡问题,消除数据不平衡以最小化误差;仅选择带有正确标签的记录,最快的方法是使用神经网络得到的结果与原始标签比较,不需要手动查看心电图修改标签。另外,有些分类器可以消除数据不平衡的影响,不需要提前解决数据不平衡的问题,如 AdaBoost 可以解决分类标签不平衡的问题。

(三)评估指标

在研究分类算法的准确性时,通常使用性能指标正确率、特异性、召回率/敏感性、查准率和 F_1 值来评价分类器的性能。由于研究方向、目的、应用等方面的不同,文章对于性能指标的侧重点有所不同。在专门检测便携设备准确性的研究中,为了使便携设备能作为预防心脑血管疾病的关键,并更好地推广到大众人群使用,便携设备检测是否患病的准确性尤其重要,故研究中更加侧重敏感性或特异性。而在专门研究心电图分类算法的文章中,强调检测出患病的概率,因此选择 F_1 值。这些性能指标一般取决于四个主要指标:真阳性(true positive, TP)、真阴性(true negative, TN)、假阳性(false positive, FP)、假阴性(false negative, FN)。一般说来,正确率(Acc)越高,分类器的性能越好,正确率表达式为

$$Acc = \frac{TP + TN}{TP + TN + FP + FN} \tag{7-1}$$

特异性(TNR)也被称为真正的阴性率,即在阴性人群中检测出阴性的概率,表达式为

$$TNR = \frac{TN}{TN + FP} \tag{7-2}$$

召回率/敏感性(TPR)也被称为真正的阳性率,即在阳性人群中检测出阳性的概率,表达式为

$$TPR = \frac{TP}{TP + FN} \tag{7-3}$$

查准率(PPV)是指预测为阳性的样本中,真正阳性的概率,表达式为

$$PPV = \frac{TP}{TP + FP} \tag{7-4}$$

F_1 是召回率/敏感性和查准率的调和平均数,定义为

$$F_1 = 2 \times \frac{PPV \times TPR}{PPV + TPR} \tag{7-5}$$

第二节　数据预处理和特征提取

(一)数据预处理

噪声会干扰基点的检测，进而影响分类结果，因此预处理是一个必不可少的阶段，该阶段的主要任务是消除噪声，如工频干扰、基线漂移、肌电干扰等，还要进行归一化，在指定范围内调整幅度比例。工频干扰的产生原因是电磁场干扰心电图设备；基线漂移属于低频干扰，主要是由人体的呼吸节奏和电极移动引起的；而肌电干扰通常是由肌肉收缩引起的。预处理阶段常用的滤波方法有高通滤波器、低通滤波器、中值滤波器、平滑滤波器、Pan-Tompkins算法、小波变换等。

采用便携设备采集的单导联心电图数据通常受噪声影响较大，噪声的存在往往导致分类结果不准确。因此，在数据预处理阶段，要进行降噪处理以提高分类模型的准确性。Smíšek等的研究中，采用小波维纳滤波器和金字塔中值滤波器消除噪声，而Datta等则采用一种基于频谱图的方法识别心电图信号的噪声部分；另外干净的信号在通过高通滤波器时，丢失了80%的波形，则标记为噪声。在Goodfellow等和Maknickas等的研究中均采用了有限脉冲响应带通滤波器降低信号中的噪声影响，除此之外，R—R间期对噪声非常敏感，因此在Goodfellow等的研究中采用了Hamilton-Tompkins算法确定R峰的位置；提取PQRST模板；进行R峰滤波，以消除Hamilton-Tompkins算法误选的噪声或异常心跳。而在García等的研究中，采用截止频率为0.5Hz的无线脉冲响应高通滤波器去除基线漂移，截止频率为50.0Hz的无线脉冲响应低通滤波器去除高频噪声和工频干扰。在一些研究中，均采用了巴特沃思滤波器。其中，Smoleń的研究中采用了三阶巴特沃思滤波器去除基线漂移和高频噪声。Ghiasi等的研究采用了巴特沃思滤波器去除基线漂移，同时，为了忽略噪声的污染，对每个心跳周期进行质量评估，质量高的信号才能进一步处理，在Andreotti等的研究中采用了截止频率为5～45Hz(窄带)和1～100Hz(宽带)的十阶带通巴特沃思滤波器对心电图信号进行预处理。移动平均滤波器去除基线漂移，gqrs算法检测QRS波群，在移动窗口上采用傅里叶快速变换构建频谱图。在Zihlmann等的研究中，为对心电图数据进行预处理计算了对数频谱图，频谱图是采用长度为64的Tukey窗口计算的，研究表明对数变换可以提高分类的准确性。

另外，2017 PhysioNet/CinC Challenge提供的数据中可能存在数据标签错误或QRS波群倒转的问题，因此在Teijeiro等的研究中重新标记数据和手动进行信号反转。在预处理阶段除了消除基线漂移、工频干扰，还最大化QRS波群，下采样到200Hz以减少特征提取阶段的计算，识别排除异常尖峰，识别修正倒转的QRS波群。

最后，在某些研究中，一般会舍弃异常值或进行信号质量评估，从而减少不必要的计算，提高分类的准确率。在Jiménez-Serrano等的研究中，采用了滑动窗口计算异常的最大值和最小值，出于分析的目的，将不会考虑异常值。在Liu等的研究中，将一个信号分割成多个10s的片段，进行信号质量评估。先进行信号质量检测，如果信号质量较低，则分为噪声类，如果信号质量较好，则将该信号转化成时频图，输入到卷积神经网络。

（二）特征提取

特征提取阶段是对心电图的描述。提取的特征可以表征心电信号的幅度和间隔，而心电图中的临床信息也多来自特征决定的幅度和间隔，故不同心律不齐类型在同一特征上的表现不同，因此，将提取的特征与分类算法相结合，便可以获得预测模型。总而言之，特征提取是单导联心电图分类的关键。

房颤的心电图一般表现为异常 P 波和不规则的 R—R 间期；因此，大部分研究主要基于 R—R 间期、QRS 波群、ST 段进行心电图的分析，研究者根据自己的研究需要提取不同的特征，在机器学习模型中一般进行手动提取特征，最常用的特征是基于 R—R 间期、QRS 波群和 P 波提取出来的。

在 Sopic 等的研究中，根据心率特征判断是心动过速或心动过缓，房颤心电图记录的特征之一是 P 波不存在，又提取了 P 波特征，时域和频域特征（根据 P—R 间期和 P—P 间期计算出的基本统计特征等）。在 Patidar 等的研究中，提取了 R—R 间期和心率及其相关的特征，采用傅里叶-贝塞尔展开和 Teager 能量算子提取的临床信息比 R—R 间期和心率更明显。若 R—R 间期大于 2.6s，则声明为嘈杂，在后续的处理中直接将其忽略，将 R—R 间期进行排序后，采用稀疏编码作为无监督的特征提取器。在 Schwab 等的研究中，提取了 R—R 间期、相对小波能量、总体小波能量、小波熵，这些特征在区分心律失常和正常方面具有重要作用。在 Ghiasi 等研究中，采用 R 峰的相关系数、分形维数、方差来区分噪声记录。在 Smíšek 等的研究中，P—Q 间期及其频谱分析代表了与房颤有关的疾病，QRS 特征描述了室性期前收缩、心肌缺血等疾病。在 Goodfellow 等的研究中，提取了完整波形特征，基本的幅度特征包括最大值、最小值、平均值、中位数、标准差、斜率和峰度，在平稳小波变换分解中提取了一组高级特征；模板特征可以区分正常心律和房颤，但是特征的有效性随着信噪比的降低而降低；提取了与 RR 间期有关的特征，如标准心律可变性统计特征、频谱特征、非线性特征（样本熵、近似熵）。在 Liu 等的研究中，提取了信号质量特征、心律特征、P 波、T 波和 QRS 波群的形态特征，如果存在心律不齐，则提取形态异常指数、模板异常指数、幅度异常指数和间期异常指数。在 Da Silva-Filarder 和 Marzbanrad 的研究中，计算时域和频域特征以研究心率可变性，时域特征是基于 R—R 间期的；计算检测噪声的特征（与 R—R 间期有关的心电图质量指数、与 QRS 波群有关的信号质量指数和 Karhunen-Loeve 噪声指数）；提取了基于模板的特征，目的是利用房颤中 P 波不存在和心脏周期的可变性。在 Andreotti 等的研究中，采用心率变异性指标和信号质量指数提取了房室活动特征；计算了时域频域特征、非线性的心率变异性指标；提取了形态特征，P 波、Q—T 间期相关的特征及其统计特征，如方差、峰度和偏度等；样本的分布可能因心脏活动而异，Smoleń 研究中提取了时域和频域特征，计算了功率频谱密度。在 Datta 等与 Sopic 等的研究中，提取了时域和频域特征，以提高对噪声的检测，这些特征是区分干净的心电图信号和噪声波形的关键。

在一些研究中，使用的特征提取技术主要是 Pan-Tompkins 算法，Pan-Tompkins 算法是一种用来检测心电图中 QRS 波群的算法，包含 5 个步骤，分别是低通滤波、高通滤波、微分、平方、滑动窗口积分和阈值调整。低通滤波器和高通滤波器的目的是过滤噪声、基线漂移，微分是为了获取斜率信息，微分与平方的共同作用可以增强 P 波、T 波、QRS 波的斜率，进而增强高峰值，降低最小的幅度，阈值用来定位 R 峰的位置。与其他可用的特征提取技术相比，使用 Pan-Tompkins 算法的优势是其灵敏度和效率都超过 99%；计算量也较少；其还包括噪声消除和基线漂移消除步骤，因此无须单独使用其他技术进行噪声消除；最后，Pan-Tompkins 算法可以通过提高信噪比增强分类算法的灵敏度。Pan-Tompkins 算法在没有干扰的心电图信号上具有较好的性能，当有噪声或倒转的 QRS 波群存在时，该算法会丢失很多 R 峰，因此为提高 QRS 波群的检测，要先进行倒转 QRS 波群的识别和修正。在 Whitaker 等的研究中通过稀疏编码提取特征。在 Smíšek 等的研究中采用连续小波变换检测 QRS 波群，Teager-Kaise 进行后续的特征提取。PSPR 在采样频率较低时具有较好的性能，为提取 PSPR 特征，采用了下取样；通过小波分解提取了细节系数的方差和自相关性的方差；计算了样本熵、时域和频域特征、时间特征、统计特征、R—R 间期相关的特征。在 García 等的研究中采用样本熵系数计算 R—R 间期的可变性，当在短单导联心电图中区分房颤和其他异常心律时，R—R 间期取得了较高的准确率；P 波和 f 波的平稳小波熵具有较大区别，因此平稳小波熵是区分房颤的关键。在深度学习模型中，经常采用卷积层自动提取相关特征的方法。

（三）特征选择

特征选择的目的是降低特征的冗余度，减少计算量，减轻分类模型的负担，提高分类算法的性能。在 Smíšek 等的研究中采用遗传算法进一步选择最合适的特征。为提高分类模型的泛化性，采用基于降低特征维度的遗传算法减少多余的特征，遗传算法可以通过选择特征以提高预测精确性。在 Jiménez-Serrano 等研究中，采用向后选择法选择特征，为了避免提前停止，在选择过程中增加了放松条件。

第三节　机器学习在房颤检测中的应用

采用机器学习的方法进行房颤检测必须依靠事先提取好的特征，将提取的特征作为输入，而不是将原始信号作为输入。特征提取是机器学习必不可少的一部分，二者相互结合可提高分类器的准确性。

在对心电信号进行特征提取之后，就可以采用机器学习技术来构建分类模型。常用的五种机器学习模型是支持向量机、袋装决策树、随机森林、梯度提升算法、XGBoost、AdaBoost（表 7-1）。在下面的小节中将分别介绍五种分类器。

表 7-1　机器学习和深度学习方法进行房颤检测模型和特征分类

模型	分类器	特征提取
机器学习	支持向量机	R—R 间期
		QRS 波群
		P 波和 T 波
		P—Q 间期
		T—Q 间期
	随机森林	R—R 间期
		QRS 波群
		心率
	袋装决策树	R—R 间期
		心率
		QRS 波群
		P 波
	XGBoost	RR 间期和 QRS 波群
	AdaBoost	QRS 波群
		时域和频域
		R—R 间期
	梯度提升算法	RR 间隔和 QRS 波群
深度学习	卷积神经网络	卷积层
		R 峰
		QRS 波群
	递归神经网络/长短期记忆网络	卷积层
		QRS 波群
		R—R 间期

（一）支持向量机

　　支持向量机（SVM）是一种用于分类和回归预测的有监督学习方法，在众多机器学习的算法中，SVM 是基于心电图分类算法中最受欢迎的一种。一些研究中均使用了 SVM，而且在 Whitaker 等和 Liu 等的研究中均使用 SVM 进行心电图的分类，采用径向基内核训练 SVM 模型，运用改进的布谷鸟算法选择调整 SVM 模型的学习参数，以最大程度地提高性能指标 F_1 值。但二者在 CinC 2017 隐藏数据集（该数据集是 2017 PhysioNet/CinC Challenge 的测试集，下同）上的 F_1 值分别是 0.77 和 0.83，对比二者，可以发现 Liu 在研究中进行了信号质量评估，提取信号质量指数有关的特征，可见使用质量较好的心电图片段提取特征获得了较好的算法性能。在 Garcia 等的研究中采用了 MIT-BIH 数据库中的心电图记录，采用多类 SVM 分类器，使得该分类算法具有优秀的泛化能力，在 CinC 2017 隐藏数据集上的最终得分是 0.71。

Smíše 等将基于 SVM 的两步分类法用于多分类。该研究第一步使用两个径向基内核的 SVM 分类器进行初步分类，为减少数据不平衡带来的分类性能的负面影响，采用了误分类成本矩阵；第二步使用遗传算法选择的特征，训练线性内核函数的 SVM 分类器，同时，两个基于规则的阈值提高了算法分类的性能。在 Billeci 等的研究中使用最小二乘 SVM(径向基内核)进行分类，多分类问题通过一组二进制分类器解决，对最小二乘 SVM 的工具箱调整参数进行优化。

Smíšek 等和 Billeci 等的研究，在 CinC 2017 隐藏数据集上最终得分是 0.81，显然，与其他研究相比，在使用 SVM 模型进行分类时，将多分类问题转化为多组二分类明显更具有性能优势。

(二)袋装决策树

袋装决策树(bagged decision trees)属于集成学习的一种方法，集成学习是机器学习的一大分支。在 Patidar 等与 Stepien 等研究中，均采用了袋装决策树的方案，集成分类由一组分类器构成，通过多数投票或计算概率将各个分类器的结果进行汇总以得到最终的预测，其分类性能比单一分类器高。当神经网络无法确定分类结果时，可将袋装决策树作为最后的分类器。Stepien 和 Grzegorczyk 与 Patidar 等研究在 CinC 2017 隐藏数据集上的得分分别为 0.81 和 0.79。

(三)随机森林

随机森林(random forest)是袋装决策树的改进，属于集成学习的一种方法。基于心电图的分类算法中常使用随机森林分类器。Sopic 等研究中，提出了基于纠错输出码的多类分类器，并通过随机森林分类器进行了二进制决策，当多类分类器不确定分类结果时，则使用二元决策的随机森林分类器。单个决策树容易过拟合，因此使用袋装决策树汇总 220 个决策树的预测，该研究将随机森林模型与 SVM、判别分析、决策树进行比较，结果表明随机森林分类器提供了最好的分类精确度，在 CinC 2017 隐藏数据集上的得分是 0.78。在 Kropf 等的研究中，使用了 1000 个决策树的预测，由于数据不平衡，根据训练集中每个分类的数量计算观测权重和误分类成本，并传递给随机森林分类器，在 CinC 2017 隐藏数据集上的得分是 0.81。

对比 Mahajan 等和 Kropf 等的研究，采用决策树数量多的模型具有较好的分类算法性能，这一点在 Kropf 等的研究中也得到了证明。另外，在 Mahajan 等的研究中，没有进行数据不平衡问题的处理，也会影响最后的分类结果，在 Mahajan 等研究的实验中证明，采用基于类别分布的权重解决数据不平衡问题，可以提高分类算法的性能。

（四）XGBoost 和梯度提升算法

XGBoost 本质是属于梯度提升算法（gradient boost），在以往的研究中，通常将梯度提升算法与递归神经网络结合使用。在 Teijeiro 等的研究中，全局特征分类阶段采用了 XGBoost，是提升算法的高效手段，同时运用穷举网格搜索法和八倍交叉验证优化参数。而在 Goodfellow 等的研究中，仅仅采用了 XGBoost 算法，具有强大的正则化功能，并使用网格搜索法进行参数调整。Teijeiro 等和 Goodfellow 等的研究，在 CinC 2017 隐藏数据集上的得分分别为 0.83 和 0.81，二者的区别在于 Teijeiro 等的研究中采用 XGBoost 与三层长短期记忆网络的结合，可见梯度提升算法与长短期记忆网络结合或许可以提升算法的性能。

在 Smoleń 的研究中，采用了梯度提升算法，梯度提升机是以集成的方式构建预测模型，可以将许多弱预测模型提升为强大的模型，在算法的每次迭代中，根据样本权重的增加或减少进行训练。研究表明，梯度提升算法和长短期记忆网络的结合可以提高分类算法的性能，另外，梯度提升机可以显示每个特征的重要性。

（五）AdaBoost

AdaBoost 是一种集成学习方法，该方法通过引入一个新的分类器来降低错误率。AdaBoost 针对同一训练集训练不同的弱分类器，集合起来构成一个强分类器，并调整加权向量以减少误分类。该算法较少发生过拟合，对噪声和异常值更加敏感，还可以处理训练集中标签不平衡的问题，三个分类器均采用贝叶斯优化函数进行参数（学习周期和学习率）优化，在 CinC 2017 隐藏数据集上的得分是 0.83。在 Da Silva-Filarder 和 Marzbanrad 的研究中，AdaBoost 算法的学习周期限制在 70 个以内避免过拟合，该算法可以将心电图记录直接分成四类，二进制分类树的方法显示出更好的分类结果，但是该研究中使用的模型不适合除房颤外的其他类型，在 CinC 2017 隐藏数据集上的最终得分是 0.76。在 Datta 等的研究中，每个分类器均进行了参数优化，而在 Da Silva-Filarder 和 Marzbanrad 的研究中并未使用参数优化，可见进行参数优化的分类器具有较好的性能。

第四节　深度学习在房颤检测中的应用

传统的心电图分类需要经过数据预处理、特征提取，并将特征作为 SVM、神经网络、集成学习的输入，进行分类。手动提取特征是一个较为复杂且耗时的过程，并且需要较多的专业知识，对专业知识掌握的要求度较高。相对地，在深度学习模型中不需要手动提取特征，可以避免冗长的特征工程任务；深度神经网络通过多次从输入层中自动提取特征、帮助参数化传统的神经网络；深度神经网络可以有效地处理大量数据，在处理非结构化数据时，具备处理大量特征的能力。因此深度学习算法在房颤检测中得到了广泛应用。

（一）卷积神经网络/深度残差网络

基于深度卷积神经网络分类模型通常由卷积层和全连接层两大部分组成。其中，卷积层的主要贡献是实现特征的自动提取；全连接层基于这些特征进行分类。

为了减少多分类的问题，在 Limam 和 Precioso 的研究中，采用一对多的策略，进行多级（三层卷积递归神经网络）的二进制分类，特征提取是通过一维卷积层执行的，输出一维高级特征向量，并传递给递归层以学习特征中存在的相关模式之间的长期时间依赖性，长短期记忆网络可以解决长期依赖性，处理梯度消失问题，该研究将卷积递归神经网络与使用二进制梯度提升分类器的卷积递归神经网络进行了比较，结果表明，使用 SVM 分类器的卷积递归神经网络取得了较高的 F_1 值。在 Warrick 和 Homsi 的研究中，将一层卷积神经网络的输出，作为长短期记忆网络的输入，一层卷积神经网络的任务是序列到序列学习框架下时间序列的预测问题。在 Zihlmann 等的研究中，比较了卷积神经网络和卷积递归神经网络，结果显示，卷积递归神经网络的性能提高，同时对数变换可以通过提高分类精度、标准线性层来计算类的概率。以上三组在 CinC 2017 隐藏数据集上的最终得分分别是 0.77、0.80 和 0.82，均使用了卷积神经网络和长短期记忆网络。在 Limam 和 Precioso 的研究中最后的分类使用了 SVM，不同的是在 Zihlmann 等的研究中使用了 24 层的卷积神经网络和 3 层的长短期记忆网络，Warrick 和 Homsi 的研究中使用了 1 层的卷积神经网络和 3 层的长短期记忆网络，Limam 和 Precioso 的研究中使用了 1 层卷积神经网络（2 个独立的卷积神经网络）和 1 层的长短期记忆网络。显然，心电图分类结果的准确率或许和卷积层的层数有关，同时在 Murat 等的研究中设计了根据层数来评估卷积神经网络性能的实验，研究表明不同层数的卷积神经网络之间差异无统计学意义，但层数较多的卷积神经网络表现出了较好的分类性能。

Chandra 等的和 Ghiasi 等的研究在最终数据集上的得分均为 0.71，在两个研究中仅使用了卷积神经网络，结果显然卷积神经网络与长短期神经网络结合的模型整体上具有较好的分类性能。另外，在 Sannino 等和 Al Rahhal 等的研究中提到，将某些时间特征与原始信号结合可以改善深度学习模型的性能。且另有部分研究中也均使用卷积网络进行特征提取，然后将提取的结果输入到长短期记忆网络中，因此仅使用卷积神经网络的分类模型与使用卷积神经网络和长短期记忆网络结合的模型相比，仅使用卷积神经网络的分类模型性能较差。

Xiong 等的研究中，比较了递归神经网络、频谱图学习和 16 层的卷积神经网络，结果表明 16 层的卷积神经网络取得了最高的 F_1 值。Rubin 等的研究使用了密集连接卷积网络，修改了原始密集网络的体系，以确保可以逐行执行批量标准化，修改后的密集网络优于标准通道范围内的批量标准化，通过信号质量分析模块的心电图记录则使用密集卷积神经网络进行分类，分为主要模型和二级模型，如果密集网络模型将心电图记录分为正常或其他，则由后处理单元执行额外的检查。该研究在 CinC 2017 隐藏数据集上的最终得分是 0.80，其中使用密集连接卷积网络和信号质量评估都是提高分类器性能的关键。Andreotti 等的研究使用了深度残差网络，卷积神经网络的缺点是在网格结构上运行，残差网络的出现提高了卷积神经网络的准确性，接受原始信号的输入，不需要手动的特征提取。

将卷积神经网络作为特征提取的手段，传统的手动提取特征需要经过反复的实验来选择，相当耗费人力和时间，而卷积神经网络作为特征提取的手段可以完全克服这些困难。卷积层提取特征，下采样可以保留最相关的特征同时减少大型网络的内存负担。Chandra 等的研究使用一维卷积神经网络检测 R 峰。Ghias 等的研究将相关系数和 R 峰的方差作为主要特征区分出噪声类别，将其余特征在第二阶段传递给神经网络分类器以预测是房颤、正常或其他。

(二)递归神经网络/长短期记忆网络

卷积神经网络在学习输入数据的描述方面具有强大的能力，然而对于心电图这种序列信号来说，长短期的依赖性非常重要。尽管递归神经网络在短期记忆中的操作很成功，但却无法学习长期的依赖，主要原因是梯度的消失问题，而长短期记忆网络可以解决梯度消失这一困难，长短期记忆网络可以通过单元状态长时间记忆信息，反向传播时可以避免梯度消失和爆炸。

Murat 等的在研究中指出，长短期记忆网络的堆叠使用可以提高性能，但是添加到模型中长短期记忆网络层使得模型的计算时间消耗过多，因此为降低计算成本，同时提高分类算法的精确度，现在多采用混合技术，特别是卷积神经网络和长短期记忆神经网络的结合已经得到了广泛的应用。通过误差反向传播训练长短期记忆网络。堆叠多个长短期记忆网络的隐层，3 层的长短期记忆神经网络。其中，一层的输出序列作为下一层的输入序列。在 Zihlmann 等的研究中使用了 24 层的卷积神经网络和 3 层的长短期记忆网络。三者在最终数据集上的得分分别为 0.78、0.80 和 0.82，三者均使用了长短期记忆网络，但 Warrick 等和 Zihlmann 等的研究中还采用了卷积神经网络，属于卷积神经网络和长短期网络的结合。

长短期记忆网络可以通过单元状态长时间记忆信息，反向传播时可以避免梯度消失和爆炸。递归神经网络可以处理先前迭代到当前步骤的信息，可以随时间建模。为解决训练集中类别数据不平衡问题，增加了 PhysioNet 数据库中带有标签的记录；为增加集合模型的多样性，使用不同的二元分类设置和不同的超参数训练递归神经网络模型。

第五节　讨论与总结

综合上述研究可见，如下要素可能会影响算法的性能。由于本文只是对以往的研究进行简单的汇总，并没有开展对比实验，所以下述列出的因素都是可能会对分类性能产生影响的因素，在设计类似算法时可加以关注。

脉搏波，据集的大小、数据的不平衡和信号长度的不一致均会影响算法分类的准确因为对于深度学习算法来说，含有 8528 个记录的数据集太小，Murat 等的研究中的深度学习模型中使用了 100 022 条心电图数据进行分类，相比之下，2017 PhysioNet/CinC Challenge 提供的数据太少，在 Xiong 等的研究中也提出数据集太小是造成错误分类的原因之一，这类问题可以通过扩充数据集来解决。数据的不平衡和信号长度的不一致会产生错误的分类结果。

2. 与单独使用梯度提升算法的模型相比，梯度提升算法与长短期记忆网络结合的模型，具有较好的性能，在 Smoleń 等的研究中进行了二者的对比，单独使用梯度提升算法的模型在 CinC 2017 隐藏数据集上的 F_1 值是 0.79，而二者结合的模型 F_1 值为 0.81，可见梯度提升算法与长短期记忆网络结合的模型具备更好的分类性能。

3. 而对于卷积神经网络，卷积网络的层数越多，通常越会提高分类算法的性能，在 Murat 等的研究中进行了比较不同层数的卷积神经网络性能的实验，结果表明不同层数的卷积神经网络之间的差异无统计学意义，但层数较多的卷积神经网络表现出了较好的分类性能。

4. 堆叠的长短期记忆网络往往比单个的长短期记忆网络表现得更好，但堆叠的长短期记忆网络计算时间要加倍，所以现在也多采用长短期记忆网络与卷积神经网络的集合，既提高性能又节省时间，在 Murat 等的研究中的实验也说明了这一点。

5. 使用决策树多的模型具有较好的分类性能，这一点在 Kropf 等的研究中通过对比 100 棵决策树和 1000 棵决策树的分类性能进行了证明，结果显示，含有 1000 棵决策树的模型拥有较好的性能。

另外，在实际应用中影响房颤检测准确性的因素还可能包括样本的选择、单导联心电图的检测时间、设备的操作水平。阳性预测值与人群的患病率有关，一般来说，所选取的样本人群的患病率越高，阳性预测值就越高。在 Ramkumar 等的研究中表明，一段时间内多次单导联心电图的综合检测的准确率比单次检测的准确率高，而且检测的准确率与单导联心电图的次数大体成正比。另外，操作人员对设备的操作水平也会影响心电图检测的准确率，如身体的移动、操作不当产生噪声，也会对检测结果产生影响。

参 考 文 献

Al Rahhal M M, Bazi Y, AlHichri H, et al., 2016. Deep learning approach for active classification of electrocardiogram signals. Information Sciences, 345: 340-354.

Andreotti F, Carr O, Pimentel M A, et al., 2017. Comparing feature-based classifiers and convolutional neural networks to detect arrhythmia from short segments of ECG//2017 Computing in Cardiology（CinC）. Rennes, France: IEEE.

Billeci L, Chiarugi F, Costi M, et al., 2017. Detection of AF and other rhythms using RR variability and ECG spectral measures//2017 Computing in Cardiology（CinC）. Rennes, France: IEEE.

Chandra B, Sastry C S, Jana S, et al., 2017. Atrial fibrillation detection using convolutional neural networks// 2017 Computing in Cardiology（CinC）. Rennes, France: IEEE.

Coppola E E, Gyawali P K, Vanjara N, et al., 2017. Atrial fibrillation classification from a short single lead ECG recording using hierarchical classifier//2017 Computing in Cardiology（CinC）. Rennes, France: IEEE.

Da Silva-Filarder M, Marzbanrad F, 2017. Combining template-based and feature-based classification to detect atrial fibrillation from a short single lead ECG recording//2017 Computing in Cardiology（CinC）. Rennes, France: IEEE.

Datta S, Puri C, Mukherjee A, et al., 2017. Identifying normal, AF and other abnormal ECG rhythms using a cascaded binary classifier//2017 Computing in Cardiology (CinC). Rennes, France: IEEE.

García M, Ródenas J, Alcaraz R, et al., 2017. Atrial fibrillation screening through combined timing features of short single-lead electrocardiograms//2017 Computing in Cardiology (CinC). Rennes, France: IEEE.

Ghiasi S, Abdollahpur M, Madani N, et al., 2017. Atrial fibrillation detection using feature based algorithm and deep convolutional neural network//2017 Computing in Cardiology (CinC). Rennes, France: IEEE.

Goodfellow S D, Goodwin A, Greer R, et al., 2017. Classification of atrial fibrillation using multidisciplinary features and gradient boosting//2017 Computing in Cardiology (CinC). Rennes, France: IEEE.

Jiménez-Serrano S, Yagüe-Mayans J, Simarro-Mondéjar E, et al., Atrial fibrillation detection using feedforward neural networks and automatically extracted signal features//2017 Computing in Cardiology (CinC), 2017. Rennes, France: IEEE.

Kropf M, Hayn D, Schreier G, 2017. ECG classification based on time and frequency domain features using random forests//2017 Computing in Cardiology (CinC). Rennes, France: IEEE.

Limam M, Precioso F, 2017. Atrial fibrillation detection and ECG classification based on convolutional recurrent neural network//2017 Computing in Cardiology (CinC). Rennes, France: IEEE.

Liu C, Li Q, Suresh P B, et al., 2017. Multi-source features and support vector machine for heart rhythm classification//2017 Computing in Cardiology (CinC). Rennes, France: IEEE.

Mahajan R, Kamaleswaran R, Howe J A, et al., Cardiac rhythm classification from a short single lead ECG recording via random forest//2017 Computing in Cardiology (CinC), 2017. Rennes, France: IEEE.

Maknickas V, Maknickas A. Atrial fibrillation classification using qrs complex features and lstm//2017 Computing in Cardiology (CinC), 2017. Rennes, France: IEEE.

Murat F, Yildirim O, Talo M, et al., 2020. Application of deep learning techniques for heartbeats detection using ECG signals-analysis and review. Comput Biol Med, 120: 103726.

Patidar S, Sharma A, Garg N, 2017. Automated detection of atrial fibrillation using Fourier-bessel expansion and teager energy operator from electrocardiogram signals//2017 Computing in Cardiology (CinC). Rennes, France: IEEE.

Pingale S L, 2014. Using pan tompkins method, ECG signal processing and dignose various diseases in MATLAB. Proceedings of IRF International Conference, 22-26.

Ramkumar S, Nerlekar N, D'Souza D, et al., 2018. Atrial fibrillation detection using single lead portable electrocardiographic monitoring: a systematic review and meta-analysis. BMJ Open, 8(9): e024178.

Rubin J, Parvaneh S, Rahman A, et al., 2017. Densely connected convolutional networks and signal quality analysis to detect atrial fibrillation using short single-lead ECG recordings//2017 Computing in Cardiology (CinC). Rennes, France: IEEE.

Sannino G, De Pietro G, 2018. A deep learning approach for ECG-based heartbeat classification for arrhythmia detection. Future Generation Computer Systems, 86: 446-455.

Schwab P, Scebba G C, Zhang J, et al., 2017. Beat by beat: Classifying cardiac arrhythmias with recurrent neural networks//2017 Computing in Cardiology (CinC). Rennes, France: IEEE.

Smíšek R, Hejč J, Ronzhina M, et al., 2017. SVM based ECG classification using rhythm and morphology features, cluster analysis and multilevel noise estimation//2017 Computing in Cardiology (CinC). Rennes, France: IEEE.

Smoleń D, 2017. Atrial fibrillation detection using boosting and stacking ensemble//2017 Computing in Cardiology (CinC). Rennes, France: IEEE.

Sopic D, De Giovanni E, Aminifar A, et al., 2017. Hierarchical cardiac-rhythm classification based on electrocardiogram morphology//2017 Computing in Cardiology (CinC). Rennes, France: IEEE.

Stepien K, Grzegorczyk I, 2017. Classification of ECG recordings with neural networks based on specific morphological features and regularity of the signal//2017 Computing in Cardiology（CinC）. Rennes, France: IEEE.

Teijeiro T, García C A, Castro D, et al., 2017. Arrhythmia classification from the abductive interpretation of short single-lead ECG records//2017 Computing in Cardiology（CinC）. Rennes, France: IEEE.

Warrick P, Homsi M N, 2017. Cardiac arrhythmia detection from ECG combining convolutional and long short-term memory networks//2017 Computing in Cardiology（CinC）. Rennes, France: IEEE.

Whitaker B M, Rizwan M, Aydemir V B, et al., 2017. AF classification from ECG recording using feature ensemble and sparse coding//2017 Computing in Cardiology（CinC）. Rennes, France: IEEE.

Xiong Z, Stiles M K, Zhao J, 2017. Robust ECG signal classification for detection of atrial fibrillation using a novel neural network//2017 Computing in Cardiology（CinC）. Rennes, France: IEEE, 1-4.

Zihlmann M, Perekrestenko D, Tschannen M, 2017. Convolutional recurrent neural networks for electrocardiogram classification//2017 Computing in Cardiology（CinC）. Rennes, France: IEEE, 1-4.

（刘　裕　陈俊鑫）

第八章　动脉僵硬度的无创检测方法

　　动脉血管的主要功能是将血液传输到全身各个器官。合适的机械特性是保证该过程高效进行的重要前提条件，其中一个最重要的机械特性就是动脉僵硬度。动脉僵硬度升高是导致心血管系统及靶器官损伤的重要因素。具体来说，心脏射血产生主动脉压力的波动(前向波)，该波动由主动脉传播到动脉树远端反射回主动脉(反射波)，与前向波叠加形成主动脉脉搏波。主动脉僵硬度升高可以加速脉搏波的传播，使得反射波提前返回，与前向波相遇在收缩期，导致主动脉收缩压升高。这部分升高的压力给心血管系统及靶器官带来额外的压力，最终造成心血管系统及靶器官的损伤。例如，这部分压力升高会提高心脏负荷，进而导致左心室肥大和心力衰竭。另外，由于肾动脉阻抗远低于其他器官，所需血流量占心输出量的近 20%，主动脉压力的升高对肾脏的影响大于其他器官，容易导致肾脏疾病。

　　近年来，大量研究证明动脉僵硬度可以独立预测心血管事件、靶器官损伤及全因死亡事件，也可以在传统心血管疾病危险因素的基础上改善心血管事件、靶器官损伤及全因死亡事件的预测能力。Vlachopoulos 等的一项样本量为 15 877、平均随访年限为 7.7 的 Meta 分析表明，校准年龄、性别和心血管危险因素后，主动脉的脉搏波传播速度每增加 1m/s，心血管事件、心血管死亡、全因死亡风险分别增加 14%、15%和 15%。Ben-Shlomo 等的一项样本量为 17 635 的纵向研究表明，校准传统心血管危险因素后，动脉僵硬度仍可以有效预测冠状动脉疾病、脑卒中和心血管事件，且主动脉僵硬度可以改善传统心血管危险因素对心血管疾病的预测能力。

　　由于动脉僵硬度的重要临床价值，近年涌现出了大量动脉僵硬度检测方法及设备，并有大量研究工作验证了这些方法或设备的准确度和可靠性。这些方法检测动脉僵硬度的位置不同，临床意义也存在较大差异。按照所评价的动脉范围，动脉僵硬度的检测方法可以分为局部、区域、全身动脉僵硬度。另外，为简化临床检测过程，科研工作者提出了多种动脉僵硬度的估测方法。本章主要介绍并对比动脉僵硬度的不同检测及估测方法。

第一节　局部动脉僵硬度

　　局部动脉僵硬度即动脉树上某一点的动脉僵硬度。由于需要采用超声设备测量血管直径、面积、血流速度、血流量等，这种方法通常应用于浅表动脉僵硬度的检测。其中，颈动脉常发生动脉粥样硬化，其局部动脉僵硬度检测尤为重要。磁共振成像技术同样也可以获得以上信息，但其时间分辨率通常较低，大大降低动脉僵硬度检测的精度。表 8-1 总结了主要的几种局部动脉僵硬度的测量方法。

表 8-1 局部动脉僵硬度检测方法

方法		时间	信号	是否同步
延展性		整周期	ΔP，ΔD（或ΔA）	否
loop 方法	PU-loop	收缩早期	P，U	是
	QA-loop	收缩早期	Q，A	是
	$PWV_{1\sim5}$	收缩早期	P，Q，U，A	是
	$(\ln D)U$-loop	收缩早期	D，U	是
	$(\ln D)P$-loop	收缩早期	D，P	是
	D^2P-loop	舒张末期	D，P	是
能量最小化		整周期	P，U	是
超声快速成像		任何时间	—	—

注：P. 压力；U. 流速；Q. 流量；D. 血管直径；A. 血管横截面积

（一）延展性

血管的延展性表征单位透壁压变化造成血管容积 V 的变化。由于血管外压力基本保持不变，透壁压的变化可以近似为血管内压力 P 的变化。由于血管收缩、舒张的过程中血管长度基本保持不变，血管容积的变化可以简化为管腔横截面积 A 的变化。因此，血管的延展性 $\mathcal{D}$ 的定义通常可以简化为

$$\mathcal{D} = \frac{\Delta V}{V * \Delta P} = \frac{\Delta A}{A * \Delta P} \tag{8-1}$$

如图 8-1 所示，为了简化测量，通常采用整个心动周期血管内压力的变化代替 ΔP，采用整个心动周期内血管横截面积的变化代替 ΔA，则血管延展性 $\mathcal{D}$ 可以定义为

$$\mathcal{D} = \frac{\left(A_s^2 - A_d^2\right)}{A_d^2 \left(P_s - P_d\right)} = \frac{\left(D_s^2 - D_d^2\right)}{D_d^2 \left(P_s - P_d\right)} \tag{8-2}$$

其中，P_s、P_d 分别为收缩压、舒张压，A_s、A_d 分别为收缩压、舒张压下管腔横截面积，D_s、D_d 分别为收缩压、舒张压下管腔直径。

测量延展性时，通常很难直接测量颈动脉等位置的压力，而是需要采用听诊法或振荡法测量肱动脉血压作为替代。然而，人体不同动脉位置的脉压差通常存在较大的差异。具体来说，由中心到外周动脉，平均压与舒张压降低程度较小，通常可以认为保持不变；而收缩压升高程度较大（尤其健康年轻人群）。为了解决这个问题，在计算所测量位置的

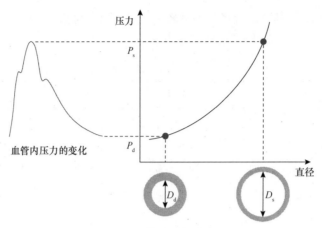

图 8-1　血管延展性的定义

脉压差时，通常需要首先测量肱动脉压力，再计算所测量位置的脉压差。例如，若所测量位置为颈动脉，需要首先测量肱动脉平均压和舒展压，采用肱动脉平均压与舒张压校准颈动脉脉搏波，再计算颈动脉脉搏波的脉压差。

（二）loop 方法

Moens-Korteweg 方程建立了脉搏波传播速度与杨氏弹性模量之间的关系 $c = \sqrt{\dfrac{E_{inc}h}{2r\rho}}$。其中，$c$ 为脉搏波传播速度，h 为血管管壁厚度，ρ 为血液密度，r 为血管半径，E_{inc} 为弹性模量。因此，可以采用脉搏波传播速度量化动脉僵硬度。

loop 方法指采用同步采集的压力 P、流速 U、流量 Q、血管横截面积 A 或直径 D 之中的两个或两个以上信号计算脉搏波传播速度的方法。这几种方法的主要血流动力学原理是 Water Hammer 方程和 Bramwell-Hill 方程。Water Hammer 方程描述了当不存在脉搏波反射时，血管内压力的变化与血流速度变化之间的线性关系，表达式为

$$dP_{\pm} = \pm \rho c dU_{\pm} \tag{8-3}$$

其中，下标"$\pm$"表示血流的方向，"$+$"表示沿血流方向，"$-$"表示与血流方向相反的方向。Bramwell-Hill 方程描述了血管内压力变化与管腔面积变化的线性关系，表达式为

$$c = \sqrt{\dfrac{A}{\rho}\dfrac{dP}{dA}} \tag{8-4}$$

1. PU-loop 方法　基于 Water Hammer 方程，Khir 等提出了 PU-loop 方法测量局部动脉僵硬度。假设收缩早期不存在反射，则基于 Water Hammer 方程有：压力 P 与流量 U 之间存在线性关系，P-U 曲线上收缩早期部分接近一条直线，通过计算这条直线的斜率可以计算脉搏波传播速度 $c = dP / \rho dU$。这种方法需要同 步测量血管内压力 P 与血流速度 U，操作较复杂。

2. QA-loop 方法　为了解决 PU-loop 方法需要同步测量 P 与 U 的问题，Rabben 等将 Bramwell-Hill 方程中的 dP 与 dA 之间的关系换算为 dQ 与 dA 之间的关系，提出了 QA-loop 方法。该方法基于 Q-A 曲线上收缩早期部分计算脉搏波传播速度 c=dQ/dA。这样，只需要采用超声设备同步采集血流量 Q 与管腔面积 A 就可以计算脉搏波传播速度 c。

3. PWV$_{1\sim5}$ 方法　尽管基于收缩早期计算，PU-loop 和 QA-loop 方法仍容易受脉搏波反射的影响。Segers 等指出当频率大于 5Hz 时，反射波与前向波的叠加会影响 PU-loop 方法与 QA-loop 方法的准确度。为解决这一问题，Segers 等提出了 PWV$_{1\sim5}$ 方法，基于 1～5 次谐波校准 PU-loop 和 QA-loop 方法。

4. (ln$D$)U-loop 方法　通过结合 Bramwell-Hill 方程和 Water Hammer 方程，Feng 和 Khir 提出了 (ln$D$)U-loop 方法。这种方法将管腔横截面积的变化用管腔直径的变化表示，得到 $c = \mathrm{d}U / 2\mathrm{d}(\ln D)$。

5. D^2P-loop 方法　以上几种方法均需要测量血管管腔横截面上的平均血流速度或血流量，而通常采用超声设备测量的是最大血流速度或血流量。对于主动脉等血管直径较大的位置，血管管腔横截面上血流速度的分布较均匀，误差较小；而对于血管直径较小的位置，血管管腔横截面上血流速度分布不均匀，采用最大血流速度代替平均血流速度容易引入误差。为此，Alastruley 等提出了 D^2P-loop 方法，假设血管为 Voigt 型黏弹性材料，D^2 与 P 在舒张末期存在线性关系，由此可以计算脉搏波传播速度 $c = \bar{D}\sqrt{\mathrm{d}P / (\rho \mathrm{d}D^2)}$。与 PU-loop 方法、QA-loop 方法、PWV$_{1\sim5}$ 方法及 (ln$D$)U-loop 等方法对比发现，这种方法受反射的影响相对较小。

6. (ln$D$)P-loop 方法　Kowalski 等基于 Bramwell-Hill 方程提出了 (ln$D$)P-loop 方法，假设收缩早期无脉搏波反射现象，采用压力 P 与血管直径 ln D 在收缩早期的线性关系计算脉搏波传播速度 $c = \sqrt{\mathrm{d}P / (2\rho\mathrm{d}(\ln D))}$。通过与 PU-loop 方法、QA-loop 方法、PWV$_{1\sim5}$ 方法及 (ln$D$)U-loop 方法对比发现，这种方法估测年轻和年老人群的脉搏波传播速度的偏差均较小，PU-loop 方法容易高估脉搏波传播速度，QA-loop 方法、PWV$_{1\sim5}$ 方法及 (ln$D$)U-loop 方法则容易低估脉搏波传播速度。

（三）能量最小化

以上介绍的 loop 方法均需要找到心动周期中的无反射部分，再基于 P、Q、U、A、D 中的两个变量的 loop 曲线中的线性部分计算脉搏波传播速度。能量最小化方法由 Davies 等提出，不需要找到心动周期中的无反射部分，直接基于整个心动周期的压力 P 与血流速度 U 计算脉搏波传播速度。这种方法假设 $\sum(\mathrm{d}U_+\mathrm{d}U_-) \ll \sum\left[(\mathrm{d}U_+)^2 + (\mathrm{d}U_-)^2\right]$，则有 $\sum(\mathrm{d}U_+ + \mathrm{d}U_-)^2 \approx \sum(\mathrm{d}U_+ - \mathrm{d}U_-)^2$，基于 Water Hammer 方程有

$$c = \frac{1}{\rho}\sqrt{\frac{\sum(\mathrm{d}P)^2}{\sum(\mathrm{d}U)^2}} \tag{8-5}$$

这种方法也常被认为是 loop 方法的一种，然而与其他 loop 方法不同的是这种方

不需要通过 loop 曲线的线性部分计算脉搏波传播速度。与 PU-loop 等方法类似，由于需要测量血流速度，这种方法容易高估脉搏波传播速度。另外，这种方法同样需要同时测量压力 P 与血流速度 U，临床操作较复杂。

(四)超声快速成像

近年来，超声快速成像的发展为局部动脉僵硬度的测量提供了一种新的方法。超声快速成像可以提供足够的时间分辨率，测量两个相聚较近的动脉位置之间血管壁位移(或速度)的延迟。脉搏波通过一小段动脉血管所需的时间较少，如当脉搏波传播速度为 10m/s 时，脉搏波在颈动脉上相距 5cm 的两个位置之间传播需要的时间约为 5ms。因此，这种方法的一个优势是可以测量不同压力下的脉搏波传播速度。然而，尽管这种方法有足够的时间分辨率测量同一处动脉相距较近的两个位置管壁位移(或速度)的时间延迟，由于时间延迟极短，微小的误差也可能造成较大的动脉僵硬度误差。因此，基于超声图像的血管位移(或速度)延迟时间计算的准确性和可靠性是这种方法的关键。

第二节　区域动脉僵硬度

区域动脉僵硬度的量化方法通常是计算脉搏波在一段血管中的传播速度，通常定义为脉搏波传播距离和脉搏波传播时间(pulse transit time，PTT)的比值。计算脉搏波传播速度时，通常测量一段动脉血管入口(近心端)和出口(远心端)的脉搏波，计算 PTT，测量血管长度，从而计算脉搏波由入口传播到出口的平均脉搏波传播速度。若测量的两个动脉位置不在同一个动脉分支上，可采用两位置到主动脉根部距离之差作为脉搏波传播距离。

由于主动脉僵硬度相对于外周动脉僵硬度更具生理、病理意义，所选择的区域宜尽量多地包含主动脉，而尽量少甚至不包含外周动脉。常用的测量区域包括升主-腹主动脉、颈-股动脉、肱-踝动脉等。其中，升主-腹主动脉脉搏波通常需要采用有创介入方法同步采集，并采用磁共振技术提取升主-腹主动脉血管中心线；计算升主-腹主动脉脉搏波传播距离。该方法为有创测量动脉僵硬度的"金标准"，然而由于测量复杂且有创，只适用于其他动脉僵硬度检测方法的验证。如表 8-2 所示，颈-股动脉脉搏波传播速度(carotid-femoral pulse wave velocity，cfPWV)和肱-踝动脉脉搏波传播速度(brachial-ankle pulse wave velocity，baPWV)是目前较常用的区域动脉僵硬度检测方法，且均已有多种商用设备，以下分别介绍两种脉搏波传播速度的检测方法。

(一)颈-股动脉脉搏波传播速度

cfPWV 是目前无创检测动脉僵硬度的"金标准"。目前，关于动脉僵硬度临床意义的研究也均以 cfPWV 作为量化动脉僵硬度的指标。2012 年，欧洲高血压学会与欧洲无创大血管研究组织建议将 cfPWV 10m/s 作为动脉僵硬度的参考值。

1. 颈-股动脉 PTT 的测量　两个脉搏波之间的延迟时间通常称为 PTT。脉搏波与心电 R 波之间的延迟时间通常称为脉搏波到达时间（pulse arrival time，PAT）。两个动脉位置的 PTT 可以通过两个位置的 PAT 的差计算。如图 8-2 所示，PTT 的测量主要有两种方法，一种是同步采集两个动脉位置的脉搏波，直接计算 PTT；另一种通常需要两次测量 PAT，取两个动脉位置 PAT 的差作为 PTT。如表 8-2 所示，SphygmoCor XCEL 和 Complior 设备均采用了直接计算 PTT 的方法，这种方法不需要测量心电信号，但需要同步采集两个动脉位置的脉搏波，若采用普通压力脉搏波传感器，需要两位操作者。为简化操作过程，SphygmoCor XCEL 设备采用袖带测量股动脉脉搏波，Complior 设备则采用夹子式的传感器，使得 PTT 的测量更加方便。

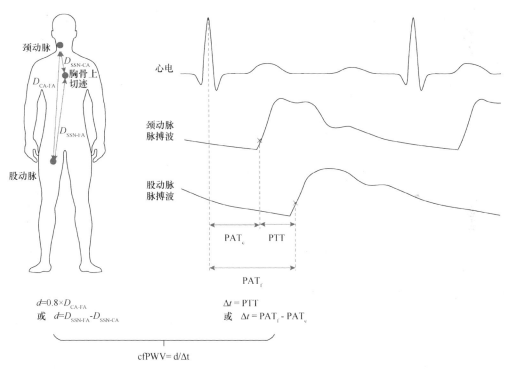

图 8-2　颈-股动脉脉搏波传播速度的计算

SSN. 胸骨上切迹；CA. 颈动脉；FA. 股动脉；D. 两个动脉位置之间的距离；d. 颈-股动脉脉搏波传播距离；
Δt. 颈-股动脉脉搏波传播时间

表 8-2　区域动脉僵硬度检测方法

方法	设备	距离	参考点/PTT 的计算	传感器/信号
cfPWV	SphygmoCor XCEL	d[SSN-FA]–d[SSN-CA]	切线相交法	压力传感器；袖带
	SphygmoCor MM3	0.8×d [CA-FA]	切线相交法	压力传感器；心电
	Complior	0.8×d [CA-FA]	上升沿最大斜率点	压力传感器

续表

方法	设备	距离	参考点/PTT的计算	传感器/信号
	PulsePen-ETT	0.8×d [CA-FA]	切线相交法	压力传感器×2；心电
	PulsePen-ET	0.8×d [CA-FA]	切线相交法	压力传感器；心电
baPWV	VP1000/VP2000	根据身高估测	Wave front	心电；PCG；袖带×4

注：SSN. 胸骨上切迹；CA. 颈动脉；FA. 股动脉；d. 两个动脉位置之间的距离；cfPWV. 颈-股动脉脉搏波传播速度；baPWV. 肱-踝动脉脉搏波传播速度；PTT. 脉搏波传播时间

PTT 或 PAT 的计算通常需要提取脉搏波的某个特征点，从而将两个脉搏波特征点之间的时间差作为 PTT 或将该特征点与心电 R 波之间的时间差作为 PAT。常用的脉搏波特征点包括：脉搏波的起始点、上升沿最大斜率点等。相对来说，脉搏波起始点受反射的影响较小，因此 2012 年的欧洲高血压学会血管结构与功能组和欧洲无创大血管研究组织发布的专家共识，建议采用起始点作为参考点计算 PTT。脉搏波起始点的提取通常采用的方法为切线相交法，这种方法提取脉搏波上升沿的最大斜率点，作一条切线，与过脉搏波最低点的一条水平线交点的时刻为脉搏波起始时刻，对应脉搏波上的点为脉搏波起始点。这种方法鲁棒性高，很好地解决了直接采用极小值或二阶导数极小值作为脉搏波起始点的方法测量重复性较差的问题。如表 8-2 所示，SphygmoCor MM3 设备、SphygmoCor XCEL 设备、PulsePen-ET 设备和 PulsePen-ETT 设备均采用切向相交法计算脉搏波的起始点作为参考点，Complior 设备采用上升沿最大斜率点作为参考点。

2. 颈-股动脉脉搏波传播距离的测量　脉搏波传播距离测量的标准方法是利用磁共振成像技术提取血管的中心线，计算两个测量位置的距离。除采用磁共振成像技术之外，较简单的颈-股动脉脉搏波传播距离测量方法包括：0.8 倍颈-股动脉直线距离和胸骨上切迹到颈-股动脉距离之差。其中，0.8 倍颈-股动脉直线距离应用较多。2012 年的欧洲高血压学会血管结构与功能组和欧洲无创大血管研究组织发布的专家共识、2015 年的美国心脏协会声明均建议以此作为脉搏波传播距离的标准测量方法。2015 年的美国心脏协会声明同时建议使用胸骨上切迹到颈-股动脉距离之差作为另一种脉搏波传播距离的标准测量方法。

(二) 肱-踝动脉脉搏波传播速度

与 cfPWV 相比，baPWV 的测量范围更大，包含了更多的外周动脉。因此，理论上baPWV 与主动脉脉搏波传播速度的偏差应大于 cfPWV。尽管一些研究证明了其对心血管疾病 (CVD) 或靶器官损伤的预测能力，且提出了参考值，但相比于 cfPWV，关于baPWV 对心血管事件及靶器官损伤的预测能力的研究仍然较少。

baPWV 的优点是测量方便，具体来说：①肱-踝动脉脉搏波均可以采用袖带采集，与 cfPWV 相比一定程度上简化了测量过程；②肱-踝动脉脉搏波传播距离通常采用身高来估测。日本欧姆龙公司的 VP1000 与 VP2000 设备均采用以上介绍的方法估测 baPWV，即采用袖带同步采集肱-踝动脉脉搏波，并采用"Wave Front"方法计算 PTT。另外，VP2000 与 VP1000 相比增加了 cfPWV 测量的功能，可以同时测量 baPWV 和 cfPWV。

第三节　全身动脉僵硬度

全身动脉僵硬度是指整个动脉系统的平均僵硬度，通常采用顺应性度量。顺应性表征血管内压力的变化引起的动脉血管容积的变化。

测量全身动脉僵硬度时通常将动脉树的血流动力学过程简化为一个弹性腔模型，即简化了压力、血管血流量等物理量之间的关系。如图 8-3A 所示，弹性腔模型通常采用电路的形式表示压力、流量之间的关系。其中，电阻表征血管的阻抗，电容表征血管的顺应性。

基于二元素弹性腔模型并假设舒张期血管容积与血管内压力之间具有线性关系，可以通过舒张期脉搏波形下面积计算顺应性

$$C = \frac{A_\mathrm{d}}{RP_\mathrm{p}} \tag{8-6}$$

其中，A_d 为舒张期主动脉压力波形下面积，R 为外周阻抗，P_p 为主动脉的脉压差。作为简化方法，脉压差与每搏输出量的比值也常用于评价全身动脉僵硬度。然而，主动脉脉压差与每搏输出量均较难无创准确测量，限制了这种方法的临床应用。

另一种评价全身动脉僵硬度的方法基于改进的弹性腔模型，采用两个电容分别表征人体大动脉、小动脉的顺应性，只需要辨识模型参数即可评价全身动脉僵硬度。如图 8-3B 所示为改进的弹性腔模型，电容 C_1、C_2 分别用来模拟大动脉与小动脉的顺应性，P_1、P_2 分别模拟近心端与远心端的压力，电感 L 模拟血流的惯性，电阻 R 模拟全身动脉阻抗。通过辨识模型参数可以计算顺应性 C_1、C_2。这种方法操作方便，只需要采集桡动脉脉搏波，适合临床筛查。

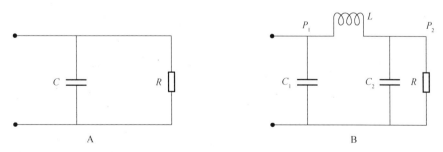

图 8-3　测量全身动脉僵硬度的弹性腔模型
A. 二元素弹性腔模型；B. 改进弹性腔模型

　　全身动脉僵硬度的测量、计算过程通常将动脉树简化为弹性腔模型，而无论二元素弹性腔还是改进的弹性腔(四元素)都过于粗略。另外，顺应性的计算过程同样存在很大程度的近似，如血管容积与血管内压力之间的线性假设。这都严重限制了全身动脉僵硬度测量的临床应用。因此，尽管全身动脉僵硬度的测量方法已提出几十年，关于全身动脉僵硬度预测心血管事件及靶器官损伤能力的纵向研究目前还较少。

第四节　动脉僵硬度的估测

　　动脉僵硬度的估测方法是利用脉搏波的传播及反射原理基于单路脉搏波(如桡动脉脉搏波)评价动脉僵硬度。脉搏波的形成过程可以简化为图 8-4 所示的传输线模型：心脏射血产生前向波，前向波在血管中由近心端传播到外周动脉(远心端)，遇到阻抗不匹配的位置产生反射，并传播回近心端，与前向波叠加形成脉搏波。图中 Δt 为前向波由近心端传播到远心端的时间或反射波由远心端返回近心端的时间，Z 为血管特性阻抗，L 为血管长度，Γ 为反射系数。脉搏波前向波与反射波之间的延迟时间表示前向波由近心端传播到远心端再由远心端传播回近心端所需要的时间，约为 PTT 的2 倍。

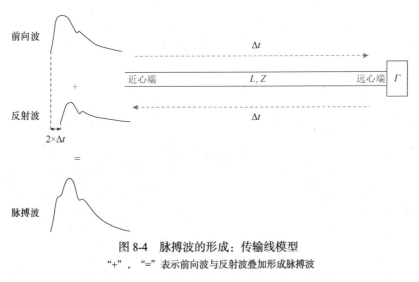

图 8-4　脉搏波的形成：传输线模型
"+"，"="表示前向波与反射波叠加形成脉搏波

(一)基于脉搏波分解的动脉僵硬度估测

　　由传输线模型可知，基于脉搏波的传播与反射原理，可以将脉搏波分解为前向波与反射波。如图 8-5 所示，则可以根据前向波与反射波之间的时间差计算 PTT，估测动脉僵硬度。脉搏波分解通常需要同步采集压力、流量，并测量血管的特性阻抗。为简化操作，Westerhof 等提出了采用三角形模拟流量波形的波形分解方法。这种方法需要提取脉搏波反射点，而当动脉僵硬度较高时，很多脉搏波的反射点不明显，甚至消失，以至于无法进行脉搏波分解。然而，反射点的位置可以采用收缩期时间的 30%确定。

另外，Kips 等提出了采用平均流量波形代替实测流量波形的方法。这些方法均不需要实际采集血流量波形，可以根据压力波形进行脉搏波分解。Qasem 和 Avolio 采用改进的三角形模拟流量波形的方法进行脉搏波分解，并估算了 PTT，评价动脉僵硬度。尽管现有的方法得到了较积极的结果，但仍需要进一步基于大量试验验证该方法的有效性。

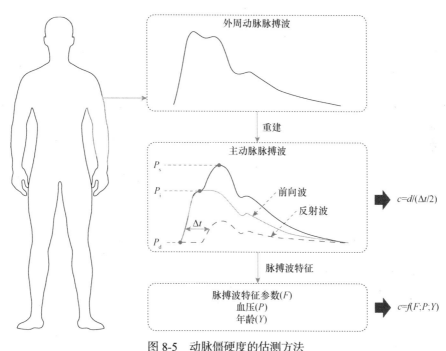

图 8-5 动脉僵硬度的估测方法

c. 脉搏波传播速度；$c=f(F; P; Y)$ 表示 c 由 F、P、Y 共同决定

（二）基于多特征的动脉僵硬度估测

基于多特征的动脉僵硬度估测方法即测量、提取脉搏波特征，并基于这些特征与动脉僵硬度之间的关系估算动脉僵硬度。目前，采用这种方法的设备主要是 Mobil-O-Graph（IEM，Stolberg，德国）。该设备可以采集肱动脉脉搏波，重建主动脉脉搏波，并基于弹性腔模型进行脉搏波分解。设备内置的 ARCSolver 软件（Austrian Institute of Technology，维也纳，奥地利）可以提取多个特征（脉搏波分解特征、主动脉压力、主动脉特征阻抗等），并结合年龄等信息估算脉搏波传播速度。在这些特征中，起主要作用的是年龄和血压。然而，主动脉僵硬度的重要意义之一是改善或细化传统心血管危险因素（年龄、血压等）对心血管事件、靶器官损伤、全因死亡的预测，采用年龄、血压等估测的动脉僵硬度可能无法达到此目的。在应用于临床之前，需要首先验证该方法是否能够在常规心血管疾病危险因素的基础上，更好地预测心血管事件、靶器官损伤和全因死亡等。当然，同样需要更多的临床试验证明该设备估测动脉僵硬度的准确性。最近，该方法被证明可能低估马方综合征患者的动脉僵硬度。

第五节 讨论与总结

(一)动脉僵硬度检测方法对比分析

动脉僵硬度可以独立预测心血管事件及靶器官损伤，且可以改善传统心血管危险因素对心血管事件、靶器官损伤及全因死亡的预测，因此动脉僵硬度的检测对心血管事件的预防具有重要意义。为达到预测心血管事件的目的，一方面测量范围应只包括主动脉或主要包括主动脉，使得到的结果能够有效地反映主动脉僵硬度的变化；另一方面需要操作简单，适合临床筛查。本文分别介绍了四类动脉僵硬度检测方法，并从测量范围和临床应用角度分别分析了各种检测方法的优缺点。

从测量范围角度考虑，局部动脉僵硬度评价的是动脉树上某一点的动脉硬化程度。受仪器设备限制，该方法通常只适合用于评价浅表动脉(如颈动脉)的硬化程度。因此，这种方法很难用于评价主动脉僵硬度，若要通过颈动脉的僵硬度预测心血管事件，则首先需要大量的纵向研究证明其有效性。然而，由于颈动脉容易发生动脉粥样硬化，该方法仍具有较明确的临床应用价值。区域动脉僵硬度的测量范围通常包括主动脉，也包括一部分外周动脉。其中，cfPWV 被认为是无创检测动脉僵硬度的"金标准"方法。大量长期研究证明，区域动脉僵硬度(尤其 cfPWV)可以有效预测心血管事件、靶器官损伤。全身动脉僵硬度的测量范围为全身动脉，因此容易受外周血管血流动力学状态的影响，导致全身动脉僵硬度与主动脉僵硬度的相关性较弱。基于脉搏波传播及反射的动脉僵硬度估测方法的测量范围可以近似认为是大动脉。因此，从测量范围角度考虑，基于主动脉脉搏波传播及反射可能适合用于主动脉僵硬度的估测。

从操作复杂度的角度考虑，局部动脉僵硬度中延展性的计算、loop 方法、能量最小化方法及基于超声快速成像技术的脉搏波传播速度检测方法，除部分需要同时采用血压计和超声测量之外，其他方法只需要采用超声测量，尽管需要专业人员的操作，但测量过程并不复杂。区域动脉僵硬度的两种常用方法中，baPWV 可以采用两个袖带测量，且距离直接采用身高信息估测，操作过程相对简单。而 cfPWV 的测量过程中，颈动脉无法使用袖带测量，且距离需要实际测量，操作较复杂。因此，尽管欧洲心脏协会和欧洲高血压协会建议将 cfPWV 作为无创检测动脉僵硬度的"金标准"方法，但并未建议将其作为高血压管理过程中的筛查手段。全身动脉僵硬度中基于改进弹性腔模型的方法可以采用桡动脉脉搏波辨识改进弹性腔模型的参数，估测动脉僵硬度，因而操作较简单。动脉僵硬度的估测方法均只需要无创重建的主动脉脉搏波，而主动脉脉搏波可以方便地通过无创采集的外周动脉(桡动脉或肱动脉)脉搏波直接重建，因而此类方法操作过程均相对简单。

(二)未来工作

经以上分析，目前还没有测量准确、具有重要生理和病理意义、操作方便的无创动脉僵硬度检测方法。为继续探索动脉僵硬度的无创检测方法，建议未来开展以下工作。

目前，cfPWV 被建议作为无创检测动脉僵硬度的"金标准"方法，然而 cfPWV 的具体测量方法并未完全实现标准化。无创的"金标准"方法的确定是进一步验证动脉僵硬度生理、病理意义，开发动脉僵硬度的简化测量方法的关键。因此，应尽快确定无创"金标准"方法的操作规程。另外，其他无创动脉僵硬度检测方法的验证方法同样需要确定统一的标准，保证与 cfPWV 方法具有较强相关性、一致性的方法同样可以有效预测心血管事件及靶器官损伤。

局部动脉僵硬度（如颈动脉）随着医学成像技术的发展，可能成为一种操作简单的测量方式。然而，应首先确定局部动脉僵硬度是否与主动脉僵硬度有较强的相关性。若颈动脉僵硬度与主动脉僵硬度相关性较差，则可能无法用于心血管事件及靶器官损伤的预测，只能用于检测动脉粥样硬化。

基于脉搏波传播与反射理论（脉搏波分解）的动脉僵硬度的估测方法操作简单，适合应用于临床筛查。然而，这种方法容易受其他因素影响，因而估测动脉僵硬度的准确度有限。未来应着力消除这些因素的影响，提高动脉僵硬度的估测准确度。

参 考 文 献

Alastruey J, 2011. Numerical assessment of time-domain methods for the estimation of local arterial pulse wave speed. J Biomech, 44(5): 885-891.

Ben-Shlomo Y, Spears M, Boustred C, et al., 2014. Aortic pulse wave velocity improves cardiovascular event prediction: an individual participant meta-analysis of prospective observational data from 17,635 subjects. J Am Coll Cardiol, 63(7): 636-646.

Borlotti A, Li Y, Parker K H, et al., 2014. Experimental evaluation of local wave speed in the presence of reflected waves. J Biomech, 47(1): 87-95.

Butlin M, Qasem A, Battista F, et al., 2013. Carotid-femoral pulse wave velocity assessment using novel cuff-based techniques: comparison with tonometric measurement. J Hypertens, 31(11): 2237-2243.

Campos Arias D, Stergiopulos N, Moliner T R, et al., 2019. Mapping the site-specific accuracy of loop-based local pulse wave velocity estimation and reflection magnitude: a 1D arterial network model analysis. Physiol Meas, 40(7): 075002.

Cortez-Cooper M Y, Supak J A, Tanaka H, 2003. A new device for automatic measurements of arterial stiffness and ankle-brachial index. Am J Cardiol, 91(12): 1519-1522.

Davies J E, Whinnett Z I, Francis D P, et al., 2006. Use of simultaneous pressure and velocity measurements to estimate arterial wave speed at a single site in humans. Am J Physiol Heart Circ Physiol, 290(2): H878-H885.

Feng J, Khir A W, 2010. Determination of wave speed and wave separation in the arteries using diameter and velocity. J Biomech, 43(3): 455-462.

Grillo A, Parati G, Rovina M, et al., 2018. Short-term repeatability of noninvasive aortic pulse wave velocity assessment: comparison between methods and devices. Am J Hypertens, 31(1): 80-88.

Hametner B, Wassertheurer S, Kropf J, et al., 2013. Oscillometric estimation of aortic pulse wave velocity: comparison with intra-aortic catheter measurements. Blood Press Monit, 18(3): 173-176.

Khir A W, O'brien A, Gibbs J S, et al., 2001. Determination of wave speed and wave separation in the arteries. J Biomech, 34(9): 1145-1155.

Kips J G, Rietzschel E R, De Buyzere M L, et al., 2009. Evaluation of noninvasive methods to assess wave reflection and pulse transit time from the pressure waveform alone. Hypertension, 53(2): 142-149.

Kowalski R, Beare R, Willemet M, et al., 2017. Robust and practical non-invasive estimation of local arterial wave speed and mean blood velocity waveforms. PhysiolMeas, 38(11): 2081-2099.

Liu Z, Brin K P, Yin F C, 1986. Estimation of total arterial compliance: an improved method and evaluation of current methods. Am J Physiol, 251(3 Pt 2): H588-H600.

Mitchell G F, 2015. Arterial stiffness: insights from Framingham and Iceland. Curr Opin Nephrol Hypertens, 24(1): 1-7.

Ohkuma T, Ninomiya T, Tomiyama H, et al., 2017a. Brachial-ankle pulse wave velocity and the risk prediction of cardiovascular disease: an individual participant data meta-analysis. Hypertension, 69(6): 1045-1052.

Ohkuma T, Tomiyama H, Ninomiya T, et al., 2017b. Proposed cutoff value of brachial-ankle pulse wave velocity for the management of hypertension. Circ J, 81(10): 1540-1542.

Pereira T, Maldonado J, 2010. Comparative study of two generations of the Complior device for aortic pulse wave velocity measurements. Blood Press Monit, 15(6): 316-321.

Qasem A, Avolio A, 2008. Determination of aortic pulse wave velocity from waveform decomposition of the central aortic pressure pulse. Hypertension, 51(2): 188-195.

Rabben S I, Stergiopulos N, Hellevik L R, et al., 2004. An ultrasound-based method for determining pulse wave velocity in superficial arteries. J Biomech, 37(10): 1615-1622.

Salvi P, Furlanis G, Grillo A, et al., 2019. Unreliable estimation of aortic pulse wave velocity provided by the Mobil‑O‑Graph algorithm-based system in Marfan syndrome. J Am Heart Assoc, 8(9): e04028.

Salvi P, Lio G, Labat C, et al., 2004. Validation of a new non-invasive portable tonometer for determining arterial pressure wave and pulse wave velocity: the PulsePen device. J Hypertens, 22(12): 2285-2293.

Segers P, Swillens A, Taelman L, et al., 2014. Wave reflection leads to over- and underestimation of local wave speed by the PU- and QA-loop methods: theoretical basis and solution to the problem. Physiol Meas, 35(5): 847-861.

Townsend R R, Wilkinson I B, Schiffrin E L, et al., 2015. Recommendations for improving and standardizing vascular research on arterial stiffness: a scientific statement from the American Heart Association. Hypertension, 66(3): 698-722.

Van Bortel L M, Laurent S, Boutouyrie P, et al., 2012. Expert consensus document on the measurement of aortic stiffness in daily practice using carotid-femoral pulse wave velocity. J Hypertens, 30(3): 445-448.

Vlachopoulo C, Aznaouridis K, Stefanadis C, 2010. Prediction of cardiovascular events and all-cause mortality with arterial stiffness: a systematic review and meta-analysis. J Am Coll Cardiol, 55(13): 1318-1327.

Vlachopoulos C, O'Rourke M, Nichols W W, 2011. McDonald's blood flow in arteries: theoretical, experimental and clinical principles. London: CRC press.

Weber T, Wassertheurer S, Hametner B, et al., 2015. Noninvasive methods to assess pulse wave velocity: comparison with the invasive gold standard and relationship with organ damage. J Hypertens, 33(5): 1023-1031.

Westerhof B E, Guelen I, Westerhof N, et al., 2006. Quantification of wave reflection in the human aorta from pressure alone. Hypertension, 48(4): 595-601.

Westerhof N, Stergiopulos N, Noble M I, et al., 2018. Snapshots of Hemodynamics: An Aid for Clinical Research and Graduate Education. Springer, 2018.

Williams B, Mancia G, Spiering W, et al., 2019. 2018 ESC/ESH Guidelines for the management of arterial hypertension. Kardiol Pol, 77(2): 71-159.

Williams L, Leggett R W, 1989. Reference values for resting blood flow to organs of man. Clin Phys Physiol Meas, 10(3): 187-217.

Yamashina A, Tomiyama H, Takeda K, et al., 2002. Validity, reproducibility, and clinical significance of noninvasive brachial-ankle pulse wave velocity measurement. Hypertens Res, 25(3): 359-364.

Zhang L, Fang L, Zhang D, et al., 2019. Ultrasound ultrafast imaging of the carotid artery pulse wave velocity: is the surrogate of regional artery stiffness? Circulation, 140(Suppl_1): A10654.

（姚　阳　徐礼胜）

第九章　基于血流动力学模型的血管狭窄的模拟和检测

近年研究表明，以动脉粥样硬化为典型特征的动脉血管结构与功能病变的发生发展是导致心脑血管疾病的主要原因之一。动脉粥样硬化会引起血管局部狭窄，一旦狭窄形成，通过病变动脉的血流就会发生显著改变。动脉血管狭窄，会使血液不能够供应到远端，而且斑块也易于变脆及发生破裂，形成血栓在血液中运动，进而引发急性心脑血管疾病，影响相关器官的正常运转，引起器官功能不全或退化，造成严重后果（脑卒中、心肌梗死、肾功能丧失等）。这些心脑血管疾病的发展是一个长期的过程。因此，降低心脑血管疾病危害的根本措施之一就是及时检测和诊断动脉粥样硬化等心血管病变，便于进行早期预防和治疗。

目前，临床上常用的血管狭窄检测诊断方法主要有数字减影血管造影（digital subtraction angiography，DSA）、超声（ultrasound，US）、磁共振血管成像（magnetic resonance angiography，MRA）和 CT 血管成像（computed tomography angiography，CTA）等。这些医学影像方法提供了血管的解剖学结构信息，有助于准确、及时地帮助临床诊断各种血管狭窄，但是对血管狭窄的功能性评估还有待进一步发展。

血管狭窄的发生发展和功能性评估与血流动力学息息相关，而血管内获取血流动力学信息最直接、最准确的方法即从人体中直接测量。但是，由于血管成像技术限制，直接人体测量的方法存在较大的局限性。随着计算机技术的快速发展，血流动力学模型已经成为血管狭窄研究的重要方法。另外，目前很多研究从临床医学影像方面对血管狭窄检测和评估进行了综述，然而缺少从血流动力学模型角度对动脉狭窄模拟和检测的总结。基于此，本章对基于血流动力学模型的动脉狭窄的模拟和检测方法进行总结与归纳。

本章首先简要总结了临床上动脉狭窄检测的常见医学影像方法；其次，归纳了基于血流动力学模型对动脉狭窄的功能模拟与检测动脉狭窄的方法，主要包括三个方面，首先概括了基于三维血流动力学模型的血管狭窄的数值模拟研究，主要介绍了其在血管狭窄的血流储备分数（fractional flow reserve，FFR）中的应用；然后总结了动脉狭窄压降模型的提出及其发展，更进一步地阐述了压降模型结合一维血流动力学模型模拟血管狭窄研究等；最后，归纳分析了基于低维血流动力学模型的血管狭窄检测方法。

第一节　基于医学影像的血管狭窄检测方法

目前临床上许多医学影像学技术被用来检测和评估动脉狭窄，如 DSA、US、MRA、和 CTA。目前检测和诊断动脉狭窄程度的"金标准"是动脉内 DSA，其可以实现动态观察血管腔形态、判断血管狭窄程度并同时进行内支架成形术。但 DSA 检查的缺点是具有创伤性、辐射及患者对造影剂过敏，而且，DSA 的准确性仅限于评价管腔变化，而不能评价斑块形态。当 DSA 用于脑动脉造影术中时，有 0.5%～3.0% 继发脑卒中的危险，可能导致血管痉挛、出血和动脉硬化斑块脱落等严重并发症，且不能观察脑实质的继发性改变。因此，在动脉狭窄的诊断中，其他的微创或无创性检查方法被更多应用。

US 是一种高灵敏度和特异度的无创性检查，临床方法主要包括常规超声成像技术、超声造影（ultrasound contrast，CEUS）、血管内超声（intravascular ultrasound，IVUS）和经颅多普勒超声（transcranial Doppler，TCD）。US 被应用于评估局部血流动力学参数和斑块形态之间的关系，匹配定量动脉粥样硬化斑块弹性，应力相位角描述动脉硬化，以及血管几何形状对局部血流动力学参数的影响等。US 成像无辐射风险，价格低廉，因此是筛查和反复监测的理想方法。US 检查发现严重动脉狭窄（70%～99%）的报告通常被认为是选择治疗的充分证据。然而，US 方法通过观察收缩期与舒张期动脉的变化也可获得动脉弹性功能状况，但这仅表示动脉某一截断面的功能，不能反映整个动脉系统的弹性功能。

MRA 成像无辐射风险，无须静脉注射碘造影剂。MRA 检查能够反映血管的狭窄程度，此外还能够诊断动脉内斑块的性质、范围、溃疡和血栓等情况。高分辨率磁共振成像（high resolution magnetic resonance imaging，HR-MRI）已经成为临床识别易损斑块最佳的辅助检查手段。但由于血流涡流影响 MRA，存在着假阳性及夸大狭窄程度等不足。国内有研究认为，MRA 测得的细小动脉狭窄率与 DSA 相关性较差，并且目前国内 MRA 对血管狭窄的评价尚未进入定量阶段，大多只是半定量估测，将狭窄程度粗略地分为轻度狭窄、显著狭窄和完全闭塞三种。由于血管搏动及动脉狭窄局部血流由层流变为涡流或反向血流，MRA 诊断动脉狭窄时会出现假阳性，缓慢血流或复杂血流造成信号缺失从而夸大血管狭窄程度，特别是重度狭窄，MRA 很可能将其显示为闭塞；另外，MRA 价格昂贵，体内有起搏器等金属留置物的患者不能行 MRA 检查；并且，MRA 成像具有采集时间长等缺点。

CTA 是一种微创检查，其在造影剂下可以清晰地显示血流，并且可以从任意角度观察病变血管形态。CTA 对管腔狭窄和闭塞的检测敏感度为 89%～100%，特异度为 94%～100%。但 CTA 技术也有一定的局限性，如 Wardlaw 等（2006）研究结果显示多层螺旋 CT（multi-slice spiral computed tomography，MSCT）在颈动脉狭窄的诊断价值中等，对狭窄检测不够准确，不能替代有创血管造影检测颈动脉狭窄。Chen 等的研究中报道，MSCT 血管造影对全颈动脉闭塞与近颈动脉闭塞的诊断准确率为 100%，其结果与 DSA 有较好的相关性。Chen 等的研究之所以具有较高的诊断价值，很可能是因为纳入了严重颈动脉狭窄的患者。

总体而言，MRA 或 CTA 的进一步成像通常不仅可以确定狭窄的严重程度，而且可以评估近端弓部或大血管病变，并发现颅内串联狭窄。Wardlaw 等的报告指出，与动脉内颈动脉 DSA 相比，无创性颈动脉成像方法（包括 US、CTA 和 MRA）评估有症状患者的颈动脉分叉疾病具有较高的敏感性和特异性。据分析，在无创性检查中，增强磁共振血管成像(contrast enhancement magnetic resonance angiography，CE-MRA)的敏感性最高。由于 CTA 比 MRA 更常用于评估可疑颈动脉疾病的患者，且 CTA 的发展速度更快。CTA 可能成为评估严重钙化颈动脉分叉病患者的首选影像学检查方法。然而，就颈动脉疾病的影像学诊断而言，CTA 的应用不如 US 和 MRA。这主要是颈动脉钙化斑块造成的干扰，导致对颈动脉狭窄程度的不准确评估。同时，US 和 CTA 的微创成像模式在检测动脉狭窄方面具有中等的诊断准确性，因此在推荐其作为颈动脉狭窄的可靠诊断方法之前，价值尚待确定。就特异性和敏感性而言，US 和 CTA 并无显著差异。相比之下，MRA 显示了比 DSA 更高的诊断价值。综上所述，临床检测方法优缺点如表 9-1 所示。

表 9-1　医学影像血管狭窄检测方法

成像方法	是否无创	优点	缺点
DSA	否	"金标准"	有创且操作复杂
US	是	无辐射、价格低廉 操作简便	受操作人员经验影响较大 对重度狭窄诊断不够准确
MRA	是	无创且无辐射	价格昂贵、采集时间较长
CTA	是	对钙化定性较好、对严重的狭窄诊断准确率较高	检测部位限制、受干扰强

注：DSA. 数字减影血管造影；US. 超声；MRA. 磁共振血管成像；CTA. 计算机断层扫描血管成像

　　这些医学影像方法各有其优势及局限性，目前对于血管狭窄的影像学诊断尚无统一标准，所以要结合临床表现及各种影像检查方法的特点，选择合适的影像学检查方法或几种方法互相补充，为血管狭窄的确诊、治疗方案的选择及预后的判断提供客观的、可靠的依据。这些医学影像技术对局部血管进行成像分析，从而评价血管狭窄的结构形态等，但血管狭窄对血流动力学影响的功能性评估还有待进一步发展。

第二节　基于血流动力学模型的血管狭窄仿真

　　三维血流动力学模型通过应用计算流体力学等的基本原理和方法来模拟血液流动的力学特征(速度、压力、壁面切应力等)，不仅可以直观地观察到血管内部的三维流场细节，同时也可以获取感兴趣区域的血流动力学参数。但是其计算复杂度高，计算时间长。

　　一维模型涉及较多的生理参数，血管形态遵循远端变窄的原则，是目前最为准确的、分布式的、已被多次验证的一维动脉树模型，同时较三维模型计算量小。一维人体动脉树模型是基于质量守恒原理、动量守恒定律及本构方程建立的心血管系统模型。同时，一维模型可以准确估计动脉血管中任何点的压力和血流。动脉狭窄模型是基于动脉狭窄中血流和压降之间的几何关系建立的，且可模拟黏性、非线性及不稳定性这几个方面。一维动脉树模型结合动脉狭窄模型分析，能加深对动脉狭窄和动脉硬化等病理的认识，为早期诊断、早期干预和预后观察提供重要依据和指导。

（一）基于三维模型的动脉狭窄的仿真

对于血管狭窄这些具有几何复杂性的结构，本质上是用三维模型捕捉的，因为三维模型可以提供局部血流动力学参数，如壁面剪切应力等。此外，三维建模可以模拟动脉壁的周向变化的力学特性和复杂过程，如动脉壁与医疗器械之间的相互作用。因此，三维血流动力学模型在动脉狭窄仿真中一个很重要的应用是冠状动脉 FFR 的计算。

医学影像技术仅针对冠状动脉狭窄病变的解剖学即狭窄程度进行评价，无法直接检测血流受限情况，而管腔的狭窄程度与心肌缺血之间的关系复杂，故不能客观准确地评价病变与心肌缺血之间的关系。FFR 是冠状动脉狭窄下游血压与狭窄上游血压的比值，其比值越小反映狭窄对血流的影响程度越重。FFR 基本不受心率、血压和心肌收缩力等血流动力学参数变化的影响，测量重复性较好，反映了冠状动脉狭窄对血流动力学造成的影响，已经成为公认的评估冠状动脉狭窄对血流影响程度的功能性评价指标。所有 FFR<0.75 的病变均可诱发心肌缺血，而 90%以上的 FFR>0.80 病变不会诱发心肌缺血。目前"0.80"是建议的 FFR 评估心肌缺血的参考标准，FFR<0.75 的病变宜行血运重建，FFR>0.80 的病变为药物治疗的指征。FFR 0.75～0.80 为"灰区"，术者可综合患者的临床情况及血管供血的重要性，决定是否进行血运重建。FFR 可用于不同病变（单支冠状动脉临界病变、多支冠状动脉病变、分叉病变、串联或弥漫性病变、左主干病变）和支架术后评估，指导临床治疗策略的选择及判断预后。

然而，FFR 通过插导管使用压力导丝进行压力测量，是一种有创检查，手术费用高，增加了手术风险、时间和辐射量，限制了 FFR 在临床上的广泛应用。FFR 测量需要快速注射大剂量的腺苷等扩张冠状动脉的药物，而腺苷的药效过短、副作用发生率高、个体反应差异大和相关禁忌证多等这些特点也限制了 FFR 在临床上的广泛应用。

三维血管动力学模型可以准确地计算血管里的压力分布，并进而计算出血流储备分数。这种新兴的数值模拟计算 FFR-CT（虚拟 FFR）技术将解剖学和血流动力学融合在一起，利用医学图像对患者的血管模型进行 3D 重构，并结合计算流体力学（computational fluid dynamics, CFD）进行有限元数值模拟获得血管中血液的流动情况。相比于传统的有创 FFR 测量技术，FFR-CT 是无创的，克服了上述传统 FFR 的缺点，并且理论上可以同时计算出冠状动脉血管任何部位的 FFR 值。但由于三维模型计算量较大，基于低维血流动力学模型的动脉狭窄研究是目前的研究热点。

（二）狭窄压降模型及其发展

Young 等通过实验得出经验公式描述动脉狭窄对区域血流的影响，首先 Young 提出流体力学在动脉血管狭窄中起主导作用。

动脉狭窄的形成是不遵循某种特定形状的，是多变的。Young 等的研究中针对动脉狭窄做了几何描述，将血流作为研究对象，并做了体外实验研究动脉狭窄对动力学因素的影响，包括压降、分解及湍流等重要动力学因素，尤其是压降。对于狭窄部分产生的压降，图 9-1 为轴对称狭窄示意图，其经验公式为

$$\Delta p = \frac{\eta K_v}{2 \Pi R_0^3} q + \frac{\rho K_t}{2 A_0^2} \left(\frac{A_0}{A_s} - 1 \right)^2 |q| q + \frac{\rho K_u L_s}{A_0} \frac{\partial q}{\partial t} \tag{9-1}$$

其中，R_0 和 A_0 分别是近端血管腔的半径和横截面积。A_s 和 L_s 代表了狭窄面积和狭窄长度，ρ 和 η 分别是血液密度和黏度，q 为狭窄处输入流量。系数 K_v、K_t 和 K_u 是经验确定的常数，定义为

$$K_v = 16 \frac{L_0}{R_0} \left(\frac{A_0}{A_s} \right)^2 \tag{9-2}$$

$$K_t = 1.0 \text{(steady flow)}, \quad K_t = 1.52 \text{(unsteady flow)} \tag{9-3}$$

$$K_u = 1.2 \tag{9-4}$$

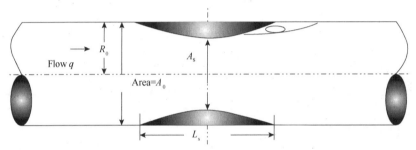

图 9-1　轴对称动脉狭窄段示意图

Pedley 通过结合 Lighthill 的波在狭窄处非线性反射、Young 和 Tsai 的狭窄压降公式提出了如下的非线性压降公式：

$$p_0 [\gamma + p_I(t) + p_R(t) - \gamma' - p_T(t)] = k_2 Q|Q| + k_1 Q \tag{9-5}$$

其中，

$$Q(t) = Q_0 + Y p_0 p_T(t) \tag{9-6}$$

$$k_2 = \frac{K_t}{2} \frac{\rho}{A_N^2} \left(\frac{1}{\alpha_1} - 1 \right)^2, \quad k_1 = \frac{8 \pi \mu L_s}{A_s^2} \tag{9-7}$$

$$Y = \frac{A_N}{\rho c} \tag{9-8}$$

其中，$p_0 \gamma$ 是狭窄近端的平均压力；Q 为流量；Q_0 为平均速率；c 为非狭窄管腔内波传播速度；Y，p_0，γ，γ' 为系统物理常数；p_I，p_R 和 p_T 是压力的波动部分；A_N 为静态横截面积；α_1 值为 0.1 或 0.05。通过对比模拟的脉搏波和实测脉搏波，得出结论，输入阻抗对于各种参数取值的依赖性，可能会显著地取决于入射波形的形状，以及狭窄的严重程度和与狭窄的长度。

Padmanabhan 在 Young 等的基础上改进了边界层的类型，并且，分析包含了所有生

理相关因素，提出了时间对动脉狭窄的血流特性的重要性。另一个被研究的生理因素是阻抗。从阻抗的定义可以看出，在给定的压力梯度下，阻抗越大，流体流动越少。因此，阻抗可以衡量不同器官接受的血容量，这是一个重要的因素，在某些疾病的诊断和治疗中可能起着至关重要的作用。一维模型能模拟动脉狭窄的结构，可以为早期干预、治疗提供方向和指导。基于血流动力学的血管狭窄模型及发展总结如表 9-2 所示。

表 9-2　基于血流动力学的血管狭窄模型及发展

包含或改进部分	模型
内腔面积减小程度	狭窄压降模型
血管压力、分叉和湍流	稳定血流狭窄压降模型
血管压力、分叉和湍流	非稳定血流狭窄压降公式
结合了波在狭窄处非线性反射公式(Lighthill，1975)	非线性压降公式
尖端、分叉及狭窄	非线性血流模型
边界层类型	血流局部阻塞模型

(三)基于一维模型和狭窄压降模型的血管狭窄仿真及其应用

Porenta 等建立了非线性血流的数学模型，包括尖端、分叉及狭窄部分，并模拟了狭窄对血流、压力的影响情况，得出了血流和压力波形很容易被中度和重度的狭窄段影响。通过对腿末端的压力和流量进行评估，调整狭窄程度 0%~90%，并将测量的压力结果与未受损动脉血管比较，结果显示，远端压力通过 50% 的血管狭窄时并未明显降低，同时流量也只略微降低。

Rooz 等和 Stergiopulos 等通过结合动脉狭窄压降公式建立了一种模拟人体动脉系统压力和流量传播的计算机模型。该模型基于一维流量方程建立，并包含了压力和流量之间的非线性关系。通过该模型研究了狭窄分别对远端压力、血流量和中心压力、血流量的影响。

Bluestein 等研究了在动脉狭窄模型中雷诺数变化对血流的影响。Seeley 和 Young 研究了几何特性(形状、长度、血管腔面积缩小比例等)对动脉狭窄处压降的影响。Lee 等对一种生理动脉流在一系列钟形狭窄上的过渡湍流特性进行了数值研究，并研究了狭窄段的雷诺数、Womersly 数、收缩比和间距比对脉动紊流场的影响。Jeong 和 Rhee 采用生理流动条件下 48% 动脉闭塞的动脉狭窄模型，探讨了表面不规则性和非牛顿黏度对血流情况的影响，提出了在动脉狭窄段预测压降和壁切应力时应该考虑表面不规则和非牛顿黏度的特性。

van de Vosse 和 Stergiopulos 基于一般的流体力学原理，着重研究了脉搏波传播的物理和数学模型。同时关注了脉搏波在动脉分叉和狭窄处的反射和转变。其分析了 Young 和 Tsai 的动脉压降公式所包含的意义，并指出动脉狭窄对脉搏波传播特性的影响。Gosling 和 Stergiopulos 指出狭窄的严重程度限制了入射的脉搏波，并且动脉狭窄对波反射也有重大影响。总而言之，从反射波的幅值与入射波幅值的比例来说，狭窄处的反射系数很大程度上取决于狭窄的程度。

Blanco 用全三维模型来验证一维血流模型的预测能力，在计算方法上，证明了一维模型能够很好地预测 FFR（表示为 FFR_{1D}）。与三维模型预测的 FFR（表示为 FFR_{3D}）相比，其精度更高。该研究用 Young 和 Tsai 研究中的狭窄模型分别与上述一维模型结合，通过改进的算法公式来计算相关生理参数，从而得到 FFR 参数。将三维模型计算得出的 FFR 作为"金标准"，根据一维 FFR 和三维 FFR 参数对比分析得出结论，一维模型可以更好地预测 FFR 参数。该参数比较有效地评估了狭窄对人体血管系统的影响。

Mario 采用了 Young 和 Tsai 的狭窄模型，计算得出 FFR 参数作为标准，评估一种新的狭窄程度指标的可行性和临床实用性，即瞬时经狭窄压梯度/速度关系的斜率。结果显示，冠状流储备与最小管腔横截面积部分相关；冠状动脉血流在最大充血期间与最小管腔横截面积显著相关，而基线血流与其无相关关系；基线和充血经狭窄压梯度与最小管腔横断面积呈显著负相关；压力梯度随管腔最小横截面积的减小呈指数级增加。血流储备分数与最小管腔横截面积呈显著相关。

FFR 等参数除提到的计算一维与狭窄耦合模型，还可应用于其他方面，如 Köppl 通过一维模型和狭窄模型耦合，并将零维模型作为边界条件，研究了不同程度的单侧颈动脉狭窄对心脏到大脑的搏动血流和氧气运输的影响。Liang 通过一维模型和狭窄模型耦合，并将零维模型作为边界条件，评估了颈动脉相关的血流动力学参数。Steele 描述了一种一维有限元分析技术的实验验证。该方法将一维模型和狭窄模型耦合，进行了一系列动物实验，以测试用于模拟血流的一维方法的准确性，方法是将预测的血流速率与使用相位对比 MRI（phase contrast magnetic resonance imaging，PC-MRI）获得的体内测量数据进行比较。

基于对狭窄模型仿真及其应用的分析与总结，可以得出一维耦合狭窄压降模型能较好地预测狭窄程度及其位置，并且具有计算量较小，耗时较短等优点。

第三节　基于低维血流动力学模型的动脉血管狭窄检测

近年来，国内外对于动脉血管狭窄程度的诊断和治疗问题进行了大量的研究，目前已有多种无创手段检测动脉狭窄，如基于脉搏波的分析方法是一种有潜力的便携式无创动脉狭窄诊断技术。在此基础上提出了踝臂指数（ankle branchial index，ABI）、传递函数（transfer function，TF）、输入阻抗等参数或方法。

Xie 等研究了 ABI 与血管动脉狭窄严重程度的关系。ABI 参数是由单边踝动脉舒张压最大值比上双边臂动脉舒张压的最大值，其计算公式为

$$ABI = \frac{P_{ankle}}{P_{brachial}} \tag{9-9}$$

总的来说，当 ABI > 0.9 时被视为正常，当 ABI < 0.9 时被视为不正常，然而，数据显示，ABI 参数同轻微的动脉粥样硬化性狭窄无显著相关性。Li 等与 Avolio 的研究更加细

化了动脉狭窄对 ABI 参数的影响，结果显示，狭窄位于下肢动脉和狭窄位于上肢动脉，导致踝动脉和肱动脉不同的血压变化，同时 ABI 参数随着狭窄程度增加，变化也愈加剧烈。

另外，Xiao 等利用 55 段人体动脉树模型建立电网络模型，并利用递归算法计算升主动脉处的输入阻抗，在此电网络模型和输入阻抗的递归算法的基础上，通过在动脉树中设定狭窄段，计算不同情况下升主动脉处的输入阻抗，并建立仿真数据库，狭窄程度大于某一门限值的狭窄动脉段的输入阻抗为正样本，反之则为负样本。最后利用支持向量机（support vector machine，SVM）对动脉狭窄程度进行预测。

Womersly 的血管特征阻抗 Z_0 公式为

$$Z_0 = \frac{\rho c_0}{\pi r^2}(1-\sigma^2)^{-\frac{1}{2}}(1-F_{10})^{-\frac{1}{2}} \tag{9-10}$$

其中，波传播常数为

$$\gamma = \frac{j\omega}{c_0}(1-\sigma^2)^{\frac{1}{2}}(1-F_{10})^{-\frac{1}{2}} \tag{9-11}$$

Xiao 等考虑了血管黏度，其改进的血管特征阻抗 Z_1 公式为

$$Z_1 = \frac{\rho c_0}{\pi r^2}(1-\sigma^2)^{-\frac{1}{2}}(1-F_{10})^{-\frac{1}{2}}\mathrm{e}^{-\frac{j\omega}{2}} \tag{9-12}$$

c_0 为波传播速度，定义为

$$c_0 = \sqrt{\frac{Eh}{\rho D}} \tag{9-13}$$

波传播常数为

$$\gamma = \frac{j\omega}{c_0}(1-\sigma^2)^{\frac{1}{2}}(1-F_{10})^{-\frac{1}{2}}\mathrm{e}^{-\frac{j\omega}{2}} \tag{9-14}$$

其中，

$$F_{10} = \frac{2J_1\left(\alpha J^{\frac{3}{2}}\right)}{\left(\alpha J^{\frac{3}{2}}\right)J_0\left(\alpha J^{\frac{3}{2}}\right)} \tag{9-15}$$

J_0 和 J_1 分别是 0 阶和 1 阶的贝塞尔函数；并且 $J=\sqrt{-1}$ ；$\alpha = \sqrt{R\omega/\nu}$ 为血液的运动黏度；h 为动脉壁厚度；D 为管内腔直径；ρ 为血管密度值，为 $1.05\mathrm{g/cm^3}$ ；E 为血管壁静态杨氏模量；ω 为频率；σ 为动脉壁泊松比；并使用分布式传输线的方式建立了 55

段人体动脉血管段，采用递归方法计算出每一节点的输入阻抗，最后将输入阻抗作为特征点，应用 SVM 的机器学习的方法，预测出狭窄部位。

　　Xiao 等基于一维模型计算了 55 段人体血管的 TF 参数，并基于该参数讨论了狭窄的程度和位置。动脉树中两点间的 TF 由动脉树的物理特性和几何特征所决定。动脉树中狭窄程度有可能导致 TF 的变化。TF 一般通过动脉树中两点血压波形的傅里叶变换，然后相除计算得出。在仿真计算中，可以利用传输线模型计算得出。根据传输线理论，压力波从动脉段的入口传输到出口可通过传播系数和反射系数计算。长度为 1 的动脉段，若入口处（近心端）的压力波为 P_{proximal}，则出口处（远心端）的压力波为

$$P_{\text{distal}} = P_{\text{proximal}} \frac{1+\Gamma}{\text{e}^{\gamma l} + \text{e}^{-\gamma l}} \tag{9-16}$$

其中，Γ 为反射系数，γ 为波传播系数；l 为分段血管长度。根据这一定义，TF 参数可定义为

$$\text{TF}_i = \frac{P_{\text{distal}}}{P_{\text{proximal}}} = \frac{1+\Gamma}{\text{e}^{\gamma l} + \text{e}^{-\gamma l}} \tag{9-17}$$

将 TF 参数作为特征，用 SVM 机器学习可以定义狭窄的位置及程度。

　　ABI 仅用于下肢动脉硬化的检测，不适用于上肢、胸、腹等动脉硬化的检测。数值结果表明，输入阻抗是预测人体动脉树中动脉狭窄的一个有价值和实用的参数。然而，在临床试验中很难测量或计算人体动脉树的输入阻抗。TF 的测量和计算比输入阻抗更简单，同时也像输入阻抗一样反映了人体动脉树的力学和几何特性，然而，由于计算 TF 本身需要的参数较少，所以估计较为粗糙且得到结果误差较大。

第四节　讨论与总结

　　动脉血管狭窄，会使血液不能够供应到远端，从而引发急性心脑血管疾病，影响相关器官的正常运转，引起器官功能不全或退化，造成严重后果。针对血管动脉狭窄，医学影像诊断价格昂贵，有创且操作复杂并且受干扰强，因此考虑血流动力学模型来预测评估狭窄。三维血流动力学模型，可以精确计算血流场的三维分布，由于计算量过大等原因，只适用于描述人体的某一段血管的情况，而难以应用到整个心血管系统；零维模型所描述的范围要比局部的模型大得多，计算量也相对较小，但无法用于研究流场的空间分布。而一维模型涉及较多的生理参数，血管形态也是遵循远端变窄的原则，它是目前全身动脉树模型最为准确的、分布式的、已被多次验证的一维动脉人体循环模型，同时较三维模型计算量小，是迄今为止研究动脉系统压力和流量传播的首选模型。一维模型不仅可用于血管狭窄模拟（正问题），即已知血管狭窄程度和位置等，基于模型研究狭窄对脉搏波等的影响，又可以用于血管狭窄检测（逆问题），即基于可测量的脉搏波等，预测血管狭窄的位置和狭窄程度。基于血流动力学模型对血管狭窄的模拟与检测总结如

表 9-3 所示。

表 9-3　基于血流动力学模型的血管狭窄的模拟和检测

正/逆问题	仿真模型	位置	检测参数/变量参数	结果验证数据/分析参数
正 （模拟）	一维模型、狭窄模型	动脉	狭窄程度	压力和流量
				反射系数
				远端及中心动脉的压力、血流
			几何形状和非牛顿黏度特性	血流
			雷诺数、Womersly 数、收缩比、间距比	脉动紊流场
			动脉狭窄速度剖面	脉搏波反射、传播
			形状、长度、血管腔面积缩小比例等	压力损失
			雷诺数范围	狭窄部位缓慢循环流动的区域以及长度
		颈动脉	狭窄程度	血流
		冠状动脉	形状、长度、血管腔面积缩小比例等	FFR
			血压、流量	K=瞬时经狭窄压梯度/速度
逆 （检测）	一维模型检测方法	股动脉、近心脏动脉	输入阻抗	狭窄程度及位置
		颈、主、髂动脉	TF	狭窄程度及位置
	参数检测方法	肾动脉	ABI	狭窄程度

　　注：FFR. 血流储备分数；TF. 传递函数；ABI. 踝臂指数

　　血流动力学通过数值仿真模拟研究方法提供流体形态、流速信息、涡流信息等与心血管疾病病理相关的流体特征，尤其在动脉疾病的预测和诊断中起着决定性的作用。其中，一维与狭窄耦合模型通常应用于指导手术规划，如旁路移植等，它们在血流中有着重要的影响。旁路流量的评估可以为手术分流提供准确的信息，因此，许多学者致力于一维与狭窄耦合模型的研究。根据耦合模型中狭窄程度对压力、血流、波反射、壁面切应力等的影响，以及不同参数对狭窄程度的反映，未来可以考虑通过无创的外围脉搏波信息来评估有无狭窄，甚至狭窄程度及位置。

参 考 文 献

陈杰, 余波, 谭晋韵, 等, 2016. 颈部血管多普勒超声、数字减影血管造影、磁共振血管成像在颈动脉狭窄检查中的对比研究. 中国临床神经科学, 24(2): 199-204.

陈瑶, 2006. 缺血性脑血管病患者颈动脉狭窄的 CTA 和 MRA 检查. 浙江医学, 28(4): 302-303.

崔青, 赵立华, 王振海, 2013. 颈动脉狭窄病例三种影像学的对比分析. 宁夏医学杂志, 35(6): 515-517.

冯敏, 顾建平, 王书智, 等, 2005. MRA 在诊断外周血管疾病中的价值:与 DSA 对照研究. 临床放射学杂志, 24(9): 811-813.

宋云龙, 孟利民, 张挽时, 等, 2007. Tim 技术 3D DCE-MRA 诊断下肢动脉狭窄:与 DSA 对比研究. 临床放射学杂志, 26(5): 496-499.

卫生部心血管病防治研究中心, 2019. 中国心血管病报告 2018. 北京: 中国大百科全书出版社.

Al S A, Ababtain K, Sun Z, 2009. Diagnostic value of non-invasive imaging techniques in the detection of carotid artery stenosis: a systematic review. J Med Radiat Sci, 56(3): 14-18.

Avolio A, 2009. Input impedance of distributed arterial structures as used in investigations of underlying concepts in arterial haemodynamics. Med Bioll Eng Comput, 47(2): 143-151.

Blanco P J, Bulant C A, Müller L O, et al., 2018. Comparison of 1D and 3D Models for the Estimation of Fractional Flow Reserve. Sci Rep, 8(1): 17275.

Chen C J, Lee T H, Hsu H L, et al., 2004. Multi-Slice CT angiography in diagnosing total versus near occlusions of the internal carotid artery: comparison with catheter angiography. Stroke, 35(1): 83-85.

De Bruyne B, Pijls N H, Heyndrickx G R, et al., 2000. Pressure-derived fractional flow reserve to assess serial epicardial stenoses: theoretical basis and animal validation. Circulation, 101(15): 1840-1847.

Huynh T T. Broadbent K C, Jacob A D, et al., 2014. Screening for carotid artery stenosis. Semin Roentgenol, 50(2): 127-138.

Jeong W W, Rhee K, 2009. Effects of surface geometry and non-newtonian viscosity on the flow field in arterial stenoses. J Mech Sci Technol, 23(9): 2424-2433.

Kang H, Zhang Y, Huang X, et al., 2020. Quantification of Atherosclerotic Plaque Elasticity Using Ultrasonic Texture Matching. IEEE Access, PP(99): 1.

Köppl T, Schneider M, Pohl U, et al., 2014. The influence of an unilateral carotid artery stenosis on brain oxygenation. Medl Eng Phys, 36(7): 905-914.

Lee T S, Liao W, Low H T, 2010. Numerical study of physiological turbulent flows through series arterial stenoses. Int J Numer Methods Fluids, 46(3): 315-344.

Li X Y, Wang L, Zhang C, et al., 2013. Why Is ABI Effective in Detecting Vascular Stenosis? Investigation Based on Multibranch Hemodynamic Model. Scientific World Journal, 2013: 185691.

Liang F, Fukasaku K, Liu H, et al., 2011. A computational model study of the influence of the anatomy of the circle of willis on cerebral hyperperfusion following carotid artery surgery. Biomed Eng OnLine, 10(1): 84.

Niu L, Meng L, Xu L, et al., 2015. Stress phase angle depicts differences in arterial stiffness: phantom and in vivo study. Phys Med Biol, 60(11): 4281-4294.

Niu L, Zhu X, Pan M, et al., 2018. Influence of vascular geometry on local hemodynamic parameters: phantom and small rodent study. Biomed Eng Online, 17(1): 30.

Palombo C, Kozakova M, 2016. Arterial stiffness, atherosclerosis and cardiovascular risk: Pathophysiologic mechanisms and emerging clinical indications. Vascul Pharmacol, 77: 1-7.

Peng M, Jiang X J, Dong H, et al., 2014. The comparison of the ankle brachial index and pulse wave velocity between the patients with aortic stenosis and patients with bilateral lower extremity artery stenosis//中国心脏大会 2014 论文汇编. 北京: 中华医学会.

Pijls N H J, van Schaardenburgh P, Manoharan G, et al., 2007. Percutaneous Coronary Intervention of Functionally Nonsignificant Stenosis: 5-Year Follow-Up of the DEFER Study. J Am Coll Cardiol, 49(21): 2105-2111.

Prasad A, Xiao N, Gong X Y, et al., 2013. A computational framework for investigating the positional stability of aortic endografts. Biomech Model Mechanobiol, 12(5): 869-887.

Redberg R F, Benjamin E J, Bittner V, et al., 2009. ACCF/AHA 2009 performance measures for primary prevention of cardiovascular disease in adults. J Am Coll Cardiol, 54(14): 1364-1405.

Shahzad R, Kirişli H, Metz C, et al., 2013. Automatic segmentation, detection and quantification of coronary artery stenoses on CTA. Int J Cardiovasc Imaging, 29(8): 1847-1859.

Simonetti G, Pampana E, Di Poce I, et al., 2014. The role of radiotherapy in the carotid stenosis. Ann Ital Chir, 85(6): 533-536.

Steele B N, Wan J, Ku J P, et al., 2003. In vivo validation of a one-dimensional finite-element method for predicting blood flow in cardiovascular bypass grafts. IEEE Trans Biomedl Eng, 50(6): 649-656.

Stergiopulos N, Spiridon M, Pythoud F, et al., 1996. On the wave transmission and reflection properties of stenoses. J Biomech, 29(1): 31-38.

Streifler J Y, Eliasziw M, Fox A J, et al., 1994. Angiographic detection of carotid plaque ulceration. Comparison with surgical observations in a multicenter study. North American Symptomatic Carotid Endarterectomy Trial. Stroke, 25(6): 1130-1132.

Tan I, Butlin M, Liu Y Y, et al., 2012. Heart rate dependence of aortic pulse wave velocity at different arterial pressures in rats. Hypertension, 60(2): 528-533.

Taylor C A, Figueroa C A, 2009. Patient-specific modeling of cardiovascular mechanics. Annu Rev Biomed Eng, 11(1): 109-134.

Tonino P A, De Bruyne B, Pijls N H, et al., 2009. Fractional flow reserve versus angiography for guiding percutaneous coronary intervention. N Engl J Med, 360(3): 213-224.

Townsend R R, Wilkinson I B, Schiffrin E L, et al., 2015. Recommendations for Improving and Standardizing Vascular Research on Arterial Stiffness: A Scientific Statement From the American Heart Association. Hypertension, 66(3): 698-722.

van de Vosse F, Stergiopulos N, 2011. Pulse wave propagation in the arterial tree. Annu Rev Fluid Mechs, 43(1): 467-499.

van Nunen L X, Zimmermann F M, Tonino P A, et al., 2015. Fractional flow reserve versus angiography for guidance of PCI in patients with multivessel coronary artery disease (FAME): 5-year follow-up of a randomised controlled trial. Lancet, 386(10006): 1853-1860.

Wardlaw J M, Chappell F M, Best J J, et al., 2006. Non-invasive imaging compared with intra-arterial angiography in the diagnosis of symptomatic carotid stenosis: a meta-analysis. Lancet, 367(9521): 1503-1512.

Wohlfahrt P, Krajcoviechová A, Seidlerová J, et al., 2014. Comparison of noninvasive assessments of central blood pressure using general transfer function and late systolic shoulder of the radial pressure wave. Am J Hypertens, 27(2): 162-168.

Wolff V, Armspach J P, Beaujeux R, et al., 2014. High frequency of intracranial arterial stenosis and cannabis use in ischaemic stroke in the young. Cerebrovasc Dis, 37(6): 438-443.

Womersley J R, 1957. Oscillatory Flow in Arteries: the Constrained Elastic Tube as a Model of Arterial Flow and Pulse Transmission. Phys Med Biol, 2(2): 178-187.

Xiao H, 2014. Numerical simulation and validity of a novel method for the prediction of artery stenosis via input impedance and support vector machine. Biomed Eng: Applications, Basis Communications, 26(1): 1450002.

Xiao H, Avolio A, Huang D, 2016. A novel method of artery stenosis diagnosis using transfer function and support vector machine based on transmission line model: A numerical simulation and validation study. Comput Method Programs Biomed, 127: 71-81.

Xiao H G, He W, Liu X H, et al., 2011. Recursive calculation and parameter analysis on input impedance of arterial tree based on electric network model. J Med Biomech, 26(1): 18-23.

Xiao N, Alastruey J, Figueroa C A, 2014. A systematic comparison between 1-D and 3-D hemodynamics in compliant arterial models. Int J Numer Method Biomed Eng, 30(2): 204-231.

Xiong G, Figueroa C A, Xiao N, et al., 2011. Simulation of blood flow in deformable vessels using subject-specific geometry and spatially varying wall properties. Int J Numer Method Biomed Eng, 27(7): 1000-1016.

Xu L, Zhang Y, Meng L, et al., 2020. Ultrasound Assessment of the Relation Between Local Hemodynamic Parameters and Plaque Morphology. IEEE Access, 8: 145149-145158.

Xie Y Q, Zhang P, Deng H B, et al., 2012. Ankle brachial index is a valuable index of the severity of atherosclerotic renal artery stenosis. Scand J Urol Nephrol, 46(4): 310-313.

Young D F, 1979. Fluid Mechanics of Arterial Stenoses. J Biomech Eng, 101(3): 157.

Young D F, Tsai FY, 1973a. Flow characteristics in models of arterial stenoses. I. Steady flow. J Biomech, 6(4): 395-410.

Young D F, Tsai FY, 1973b. Flow characteristics in models of arterial stenoses. II. Unsteady flow. J Biomech, 6(5): 547-559.

（陈雪玮　郝丽玲　徐礼胜）

第十章　基于心电信号的心肌梗死诊断与定位

心肌梗死(myocardial infarction，MI)是冠状动脉阻塞后心肌发生的无声、快速、不可逆的损伤。根据世界卫生组织的数据，冠心病(coronary artery heart disease，CHD)是 MI 的主要原因，并且仍然占 35 岁以上人群死亡人数的 1/3。2011 年，美国每 7 例死亡中就有 1 例是由 CHD 引起的，全年约 375 295 名美国人死于 CHD。每年大约有 63.5 万美国人患新的冠状动脉疾病(首次 MI)，30 万人有复发性 MI。据估计，每年有额外的 155 000 个无症状的首次 MI 发生。

MI 的诊断对人们的健康具有重要的意义，心电信号(electrocardiograph，ECG)是最常见的诊断心血管疾病的手段，也是医学诊断中最重要的依据之一。ECG 蕴含丰富的心脏活动的信息，当人们承受心血管疾病的攻击时，ECG 会发生一系列的变化，来反映心脏的异常活动。因此，利用 ECG 进行 MI 的早期诊断至关重要。然而，ECG 具有非常小的振幅，并且每个 ECG 周期具有很短的持续时间。因此，解释这些长时间监测的 ECG 可能导致观察者之间和内部的变化。而且，分析 ECG 很耗时、费力。随着科技的进步，计算机辅助诊断的出现帮助医师解决了这一难题。

机器学习和深度学习已经成为一种高效的疾病诊断的工具，其被广泛应用于心律失常、心肌缺血、心房颤动等心血管疾病的诊断。针对 MI 疾病的诊断和预测，很多研究学者提出了机器学习模型，取得了一定的成果，但仍然有较大的进步空间。近年来，深度学习技术日趋发展，在 MI 的诊断和预测中得到了广泛的应用。卷积神经网络(convolution neural network，CNN)模型在诊断结果上取得了显著的成功。长短时记忆网络(long short term memory，LSTM)以其独特的处理时序信号的优势，与 CNN 模型结合，提高了诊断的精度。

本文对机器学习和深度学习技术在 MI 的诊断与定位的应用中展开全面的综述，概述诊断模型、诊断方法和诊断结果，并对实验过程和实验结果的优缺点进行分析。

第一节　数据集及预处理

(一)数据集

在 MI 的诊断研究中，研究者采用最多的数据库德国国家计量研究所提供的 Physiobank 心电信号(Physikalisch-Technische Bundesanstalt，PTB)数据库。PTB 数据库包含了 MI 患者、健康受试者及其他心血管疾病患者共 290 人的 549 条 12 导联信号。其中，MI 患者和健康受试者的 ECG 被用于 MI 的检测，共有 52 名健康受试者和 148 名

MI 患者。MI 根据发生梗死的部位的不同，分为 10 种类型，分别为：前壁(A)、前侧壁 (AL)、前间壁(AS)、侧壁(L)、侧间壁(I)、侧后壁(IP)、后壁(P)、后间壁(PL)、后侧壁(IL)、侧后间壁(IPL)10 种类型。148 例 MI 患者的 12 导联信号已根据 MI 的类型完成标注。该数据集的采样频率为 1000Hz。

除 PTB 数据集外，在 Baloglu(2019)的研究中也采用了 2017 年心血管挑战赛的数据库(AF-Challenge database)，AF-Challenge 数据库包含来自 130 名未知受试者的 8528 条记录，并从 AF-Challenge 数据库中收集了 278 条带噪声信号记录作为"噪声"类。在徐会圃(2011)的研究中采用来自临床数据的 1129 个心跳数据，582 个数据心跳作为 MI 的样本，547 例心跳作为正常的样本。

(二)心电信号的预处理

ECG 在采集过程中不可避免地受到设备、工频等外界因素的干扰，通常伴有肌电干扰、工频干扰、基线漂移等噪声信号干扰，严重影响 ECG 的质量和后期 MI 的诊断，因此需要先对 ECG 进行去除噪声处理，通常采用小波变换、滤波器等方法。深度学习和机器学习可以通过提取心拍或者片段，并对其特征进行分类，如表 10-1 所示，根据选用模型的不同，ECG 以单个心拍的形式或者多个心拍为单元进行分割。在机器学习中，通常以片段为单元提取特征，通过算法找到 QRS 波群、ST 段等，并以相同的时间段切割 ECG；在深度学习中，通常以心拍为单位提取特征，首先找到 R 波的位置，分别向左右两侧提取一定数量的采样点，保证提取的心拍能够包含一个完整周期的波形。

表 10-1　心电信号的预处理方法统计

去除噪声方法	提取 R 波
小波变换	利用峰值的特点
	pan tompkins 算法
中值滤波去基线，平滑去噪声	—
高通和中值滤波	改进的 Nagatomo 算法
中值，陷波，切比雪夫	—
高通，低通滤波	pan tompkins 算法
中值滤波	—
Sgola 滤波去基线	利用峰值的特点

在以片段为研究单元的研究中，在 Liu 等和 Dohare 等的研究中，均以 4s 的窗口捕捉心拍，在 Sugimotot 等的研究中，信号通过降采样到 500Hz，以每组 500 个点切割心拍。在 Padmavathi 和 Krishna 的研究中，通过预处理后进行 QRS 波形检测。

第二节　心肌梗死类型

al infarction 位的信息，MI 的特征包括 ST 段抬高、异常 Q 波出现、T 波反转。MI T 波反转。MI 根据梗死部位的不同分为 10 种类型，其在 ECG 中会表现为 ST 段的改变。在 MI 的研究中，不同研究者的分类情况并不相同。

不同类型的 MI，在不同的导联中有所变化，表 10-2 为 MI 的定位诊断，如在发生前间壁 MI 时，导联 V_1、V_2、V_3 发生变化。利用 MI 的这一特点，Wang 等在诊断下壁型 MI 时，分析导联 II、III、aVF，在诊断前壁 MI 时，分析 V_1～V_4 导联。

表 10-2　心肌梗死的类型与导联的对应关系

心肌梗死部位	ST 段抬高导联
前间壁	V_1、V_2、V_3
前壁	V_2、V_3、V_4
高侧壁	I、aVL
前侧壁	V_4、V_5、V_6
下壁	II、III、aVF
正后壁	V_7、V_8、V_9
下侧壁	II、III、aVF、V_4～V_6

第三节　机器学习在心肌梗死诊断中的应用

监督学习是从标记的训练数据来推断一个功能的机器学习任务。训练数据包括一套训练示例。在监督学习中，每个实例都是由一个输入对象（通常为矢量）和一个期望的输出值（也称为监督信号）组成。监督学习算法是分析该训练数据，并产生一个推断的功能，可以用于映射出新的实例。一个最佳的方案将允许该算法来正确地确定那些看不见的实例的类标签。

（一）支持向量机

支持向量机（support vector machine，SVM）是最适合于数据分类的技术之一。该技术通过建立一个优化的超平面，利用具有适当条件的核函数，将数据（数值）分离成训练集和测试集。

Dohare 等利用 SVM 对 MI 进行分类。首先通过 ECG 的 P 波持续时间、QRS 波群持续时间、ST-T 复合区间和 QT 间期等提取 220 个特征，经过主成分分析法简化后得到 14 个特征，并将其输入至 LibSVM 模型，得到 MI 的分类。

　　Diker 等利用形态学、统计学和 DWT 三种域提取的 23 个特征进行信号表示。利用启发式特征选择遗传算法，以揭示最相关的特征。从而将特征集的维数从 23 降至 9。选择径向基-支持向量机(radial basis function-support vector machine，RBF-SVM)模型对特征进行分类，采用交叉验证的方法提高分类器的性能。

　　在 Sharma 等的研究中，利用小波变换将 ECG 分解为 6 个子带，并从中提取模糊熵(fuzzy entropy，FE)、信号-分形-维数(signal fractal dimension，SFD)和雷尼熵(renyi entropy，RE)三个特征，将特征输入至 KNN 中，实现 MI 的诊断。在 Acharya 等的研究中，采用 Ⅱ、Ⅲ、aVF 导联，从不同分解波段中提取样本熵(sample entropy，SEN)、归一化的子频带能量(NSE)、能量熵(LEE)和平均斜率(MDS)四类特征，对特征进行选择，平均排名最低的 10 个特征是：SEN(D1，Ⅲ3)、NSE(A2，Ⅲ3)、SEN(D1，aVF2)、LEE(D2，Ⅱ2)、NSE(A2，Ⅲ1)、SEN(D1，Ⅱ2)、MDS(D1，Ⅱ2)、SEN(D2，1，aVF)、LEE(D1，Ⅱ1)、MDS(D1，aVF1)。将特征输入至 SVM、KNN 和惰性算法中，比较算法的性能，SVM 取得了最佳的诊断结果。

(二)K 近邻

　　K 近邻(K-nearest neighbor，KNN)对任一新的输入实例，在训练数据集中找到与该实例最邻近的 K 个实例，这 K 个实例的多数属于某个类，就把该输入实例分类到这个类中。在 MI 诊断的实例中，通常研究人员将提取的 ECG 的特征作为 KNN 分类器的输入，实现自动检测 MI 的目的。

　　在 Acharya 等的研究中，将 12 导联的 ECG 进行 4 层离散小波变换后，提取 ECG 的 12 种非线性特征，近似熵 E(x)，信号能量(x)，模糊熵(Exf)，西奈柯尔莫哥洛夫熵(Exks)，排列熵(Exp)，Renyi 熵(Exr)，香农熵(Exsh)，Tsallis 熵(Exts)，从这些小波变换系数中提取小波熵(Exw)、分形维数(FxD)、Kolmogorov 复杂度(Cxk)和最大李亚普诺夫指数(ExLLE)。然后根据 t 值对提取的特征进行排序，将 12 个特征逐个输入到 KNN 分类器中。并选择 $K=5$，以最小的特征数获得最高的性能，以达到诊断和定位健康与 10 种类型 MI 的目的。而在 Sharma 与 Sunkaria 等的研究中，提取的特征为每个心拍的三个时域特征(T 波振幅、Q 波振幅和 ST 偏差测度)，并将其与 12 个引线组合，形成 36 维特征向量，输入至 KNN 分类器中，达到诊断 MI 的目的。

(三)人工神经网络

　　人工神经元由输入和权重相乘，然后在控制神经元激活的数学函数的帮助下进行计算，人工神经元的输出由另一个函数计算。人工神经网络(artificial neural network，ANN)结合人工神经元来计算信息。Bhaskar 等提出了 ANN 诊断 MI 的方法，并与 SVM 模型诊断的结果进行对比。ECG 通过预处理，小波变换和主成分分析，获得了可以用于分类的 ECG 的特征，将其分别交给反向传播神经网络和 SVM 分析他们的性能。结果表明，SVM 的结果较好。

第四节　深度学习在心肌梗死诊断中的应用

近年来，对于大量任务，深度学习技术已经被证明远优于传统的浅层机器学习技术的分类准确率。深度学习技术的一个好处是，具有由深度神经网络自动学习，而不需要提取人类专家手工制作的特征，这使得特征中包含更多数据的细节信息，不仅解决了人工提取烦琐、复杂的问题，而且提高了模型的性能。

（一）卷积神经网络

CNN 被广泛用于图像分类，因为卷积层可以有效地编码空间信息。有几位学者尝试将 CNN 应用于心电分类，将 ECG 作为一维图像处理。这些方法根据 Q、R、S 波的位置，将心电图记录分为几秒的短片段，或按单个心跳次数来划分。

Baloglu 等提出了基于 CNN 的 MI 检测模型，该 CNN 共有 10 层，将健康和患有不同类型的 MI 受试者的 12 导联 ECG 的心拍作为模型的输入。通过卷积层和最大池化层提取心拍的特征，Dense 对得到的特征进行分类，并通过 Dropout 技术防止模型出现过拟合现象。

Reasat 和 Shahnaz 将 3 个导联的 ECG 片段作为输入。其中，每个导联的信号都输入至一个 Inception 模块，将提取的特征输入至全局平均池化层，最终通过 Softmax 层进行分类，加入 L2 正则化方法防止出现过拟合的现象。

Acharya 等提出了一个 11 层的 CNN 模型，由 4 层卷积层、4 层池化层和 3 层全连接层组成，由 SoftMax 层完成健康与 MI 的二分类。

Wang 等提出了多导联集成网络模型（multi-lead ensemble neural network，MENN）。急性心肌梗死（AMI）发生时，导致 $V_1 \sim V_4$ 导联发生改变，因此利用 $V_1 \sim V_4$ 导联检测 AMI；同理利用 II、III 和 AVF 导联检测 IMI。提出的模型如图 10-1 所示，由多导联的输入、三种网络和特征结合三部分组成。模型的输入为经过预处理的心拍，Net1、Net2、Net3 提取各通道信号的特征，应用集成技术对各子网络的输出进行组合。在多通道输入中，对于 k 导联的信号，产生 k 个单导联信号和一个 k 导联信号两种输入，利用神经网络挖掘出每个导联信号中的特征及各导联之间的相关信息。Net1 网络由卷积层、池化层、残差块和全局平均池化层组成。Net2 网络由 3 个卷积层、3 个池化层、2 个 Inception 模块及全局平均池化层组成。Inception 模块结合多个内核大小的卷积块提取多尺度特征。Net3 为名为 ResNeXT 的聚合残差变换网络。Ensemble 将 Net1、Net2、Net3 网络提取的各种各样的特征融合，检测 AMI 和 IMI。

Liu 等提出的多特征分支卷积神经网络（multiple-feature-branch convolutional neural network，MFB-CNN）完成了 MI 的诊断与定位。该模型包括两个部分，分别为使用特征束提取特征和使用 Softmax 分类器进行分类。为了充分利用 12 导联心电图的多样性，每个导联对应于 MFB-CNN 中一个独立的特征分支，每个特征分支由一维卷积层和池化层组成，全连接层被用来总结提取 12 导联心拍的特征，并给出最终的结果。

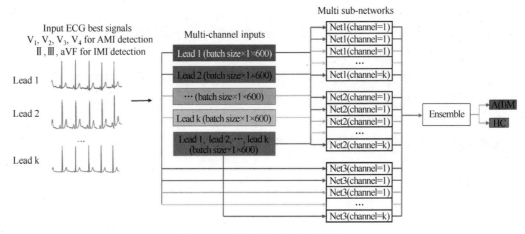

图 10-1　多导联集成网络系统图

（二）循环神经网络

研究人员提出递归神经网络（recurrent neural network，RNN），以满足时间序列的应用。一个定时结构被添加到 RNN，并且神经元的输出可以直接应用到下一个时间戳的自身。RNN 设计了一种新的存储单元，将历史信息引入到分类过程中。为了解决 RNN 的长期依赖问题，提出了 LSTM。在许多问题上，LSTM 已经取得了相当大的成功，并得到了广泛的应用。时间轴上的信息存储功能是通过门控单元实现的。

Zhang 等提出了基于 LSTM 检测 MI 的模型并分为健康，前壁和后壁 MI；Darmawahy 等提出了同层数的 LSTM 网络，当有 3 个隐藏的 LSTM 层时，得到了最好的结果。

许多 CNN 分类器所采用的方法可能无法充分利用由 MI 引起的心跳速率变化和心电图波形形态。综合 CNN 和 LSTM 模型的特点，将 CNN 与 LSTM 模型结合起来也得到了研究人员的偏爱，克服了 CNN 模型的缺点。Lui 和 Feng 等提出了这种模型的结合，将心拍输入至 CNN 模型中提取 ECG 的特征，并将其继续输入至 LSTM 模型中进行进一步处理，最后进行 MI 的分类。

第五节　实验结果对比

表 10-3、表 10-4 分别为机器学习模型和深度学习模型的性能汇总。

表 10-3　机器学习模型性能汇总

类别	模型	结果
健康人与心肌梗死患者	SVM	Sen=96.66%；Spe=96.66%；Acc=96.66%
	SVM+遗传算法	Sen=87.80%；Spe=85.97%
	SVM	Sen=85.71%；Spe=79.82%

续表

类别	模型	结果
健康人与心肌梗死患者	ANN、SVM	Validation acc=91.0714%
		Detail coefficient acc=90.1786%
健康人与后壁型心肌梗死患者	SVM	Acc=99.3%
健康人与前壁型心肌梗死患者	SVM	Sen=86.82%±4.23%;
		Spe=91.05%±2.10%

注：Sen. 敏感度；Spe. 特异度；Acc. 准确率；ANN. 人工神经网络；SVM. 支持向量机

表 10-4　深度学习模型性能汇总

类别	模型	结果
健康与10种类型的心肌梗死	CNN	Acc=99.78%
	CAE+KNN	MI detection：Sen=99.91%；Spe=99.59%
		Acc=99.87%
		MI localization：Spe=over 99%;
		Acc=over 99%
健康与心肌梗死	CNN+LSTM	Sen=92.4%；Spe=97.7%
		F1-score=94.6%
		Positive predictive value=97.2%
	CNN	伴有噪声，Acc=93.53%
		没有噪声，Acc=95.22%
	CNN+LSTM	Acc=95.4%
		Sen=98.2%
		Spe=86.5%
	LSTM	Acc=91%;
		Sen=91%;
		F1-score=90%
健康与后壁型心肌梗死	CNN	Acc=84.54%；Sen=85.33%
		Spe=84.09%
健康与前壁型心肌梗死	多特征分支卷积神经网络	Acc=96.18% AUC=95.50%
		Sen=93.67% Spe=97.32%
健康与前壁，后壁型心肌梗死	LSTM	Acc=99.91%
	多通道输入多网络模型	AMI: Sen=98.35% Spe=97.49%
		AUC=97.92%
		IMI: Sen=93.17% Spe=92.02%
		AUC=92.60%
	CNN	Sen=93.3%
		Spe=89.7%
健康与五种类型心肌梗死	MFB-CNN	Detection：Acc=99.95%
		localization：Acc=99.81%
健康与六种类型心肌梗死	CNN	Acc=over 99%

注：Sen. 敏感度；Spe. 特异度；Acc. 准确率；F1-score. F1 分数；AUC. 受试者工作特征曲线下面积；CNN. 卷积神经网络；KNN. K 近邻；LSTM. 长短时记忆网络；MFB-CNN. 多特征分支卷积神经网络

　　根据表 10-3，表 10-4 可以看出，在利用机器学习诊断 MI 的方法中，大多数的研究仅仅利用模型对健康和 MI 两种生理状态进行分类。4 篇研究选择提取特征的方法各不相同，但均选择 SVM 作为分类器。其中，在 Dohare 等的研究中，模型得到更好的性能，准确性、特异性和敏感性均为 96.66%，在 Bhaskar 的研究中，对比了 SVM 和 ANN 两种方法，SVM 得到了更高的准确性，为 91.07%。仅有两篇研究对 MI 中的某一类进行分类，在 Zhang 等的研究中，对健康和 IMI 类型的 MI 进行分类，得到了较高的准确率 99.3%，在 Dhawan 等的研究中，对健康和 AMI 类型的 MI 分类，得到模型的敏感性和特异性分别为 86.82% 和 91.05%。

　　与机器学习方法相比，深度学习不仅对 MI 进行更详细的分类，而且取得了更加精确的结果。在分类方面，在 Baloglu 等与 Sugimoto 等的研究中检测了健康和 10 种类型的 MI，在 Sharma 与 Sunkaria 的研究中，检测了健康和 6 种类型的 MI，分别为 A、AL、AS、I、IL、IPL。在徐会圃的研究中检测了健康和 5 种类型的 MI，分别为 A、AS、AL、I、IL。在诊断的精确度方面，Baloglu 等研究对健康和 10 种类型的 MI 诊断的准确率达到 99.78%，在健康和 MI 的二分类检测中，Lui 与 Chow 的研究得到了最高的精度，敏感度和特异度分别达到了 92.4% 和 97.7%，Darmawahyuni 等的研究得到了最低的精度，敏感度和特异度均为 91%。CNN 模型的表现性能要略高于 LSTM，然而 CNN 与 LSTM 模型的组合展示了最好的性能，这是因为 CNN 可以深入地提取 ECG 中的特征信息，而 LSTM 以其处理时序信号的优势，对 CNN 提取的网络再次加工，使得组合的模型展示出更好的性能。

第六节　讨论与总结

　　本章围绕基于 ECG 的 MI 的诊断与定位展开，介绍了数据集的来源与特点，ECG 预处理的方法，MI 的分类及在不同类型的 MI 在不同导联上的变换，着重介绍了机器学习与深度学习方法及优缺点，比较现有性能，得出深度学习的性能普遍优于机器学习的结论，在深度学习诊断 MI 中，CNN 的性能优于 LSTM，然而将 CNN 与 LSTM 结合能得到更好的性能。

　　基于目前的研究还存在一些问题，深度学习模型虽然取得了比较精确的诊断，但是目前还没有研究人员针对深度学习模型提取的 ECG 的特征进行解释，这是一个值得挖掘的问题。另外，目前的研究模型均预留一部分数据集作为测试集，之后的研究可以尝试采用临床的健康人和 MI 受试者的 ECG 作为测试集，更加全面地完善模型的性能。

参 考 文 献

徐会圃, 2011. 实用心电图诊断掌中宝. 北京: 化学工业出版社.

Acharya U R, Fujita H, Oh S L, et al., 2017. Application of deep convolutional neural network for automated detection of myocardial infarction using ECG signals. Information Sciences, 415-416: 190-198.

Acharya U R, Fujita H, Sudarshan V K, et al., 2016. Automated detection and localization of myocardial infarction using electrocardiogram: a comparative study of different leads. Knowledge-Based Systems, 99: 146-156.

Baloglu U B, Talo M, Yildirim O, et al., 2019. Classification of myocardial infarction with multi-lead ECG signals and deep CNN. Pattern Recognit Lett, 122: 23-30.

Bhaskar N A, 2015. Performance analysis of support vector machine and neural networks in detection of myocardial infarction. Procedia Comput Sci, 46: 20-30.

Chang P C, Lin J J, Hsieh J C, et al., 2012. Myocardial infarction classification with multi-lead ECG using hidden Markov models and Gaussian mixture models. Applied Soft Computing, 12(10): 3165-3175.

Chen Y, Chen H, He, Z, et al., 2018. Multi-Channel Lightweight Convolution Neural Network for Anterior Myocardial Infarction Detection//2018 IEEE SmartWorld, Ubiquitous Intelligence & Computing, Advanced & Trusted Computing, Scalable Computing & Communications, Cloud & Big Data Computing, Internet of People and Smart City Innovation (SmartWorld/SCALCOM/UIC/ATC/CBDCom/IOP/SCI). Guangzhou, China: IEEE.

Darmawahyuni A, Nurmaini S, Sukemi, 2019. Deep Learning with Long Short-Term Memory for Enhancement Myocardial Infarction Classification//2019 6th International Conference on Instrumentation, Control, and Automation (ICA). Bandung, Indonesia: IEEE.

Dhawan A, Wenzel B, George S, et al., 2012. Detection of Acute Myocardial Infarction from serial ECG using multilayer support vector machine. 2012 Annual International Conference of the IEEE Engineering in Medicine and Biology Society, 28: 2704-2707.

Diker A, Cömert Z, Avci E, et al., 2018. Intelligent system based on Genetic Algorithm and support vector machine for detection of myocardial infarction from ECG signals//2018 26th Signal Processing and Communications Applications Conference (SIU). Izmir, Turkey: IEEE.

Dohare A K, Kumar V, Kumar R, 2018. Detection of myocardial infarction in 12 lead ECG using support vector machine. Applied Soft Computing, 64: 138-147.

Feng K, Pi X, Liu H, et al., 2019. Myocardial infarction classification based on convolutional neural network and recurrent neural network. Appl Sci, 9(9): 1879.

Go A S, Mozaffarian D, Roger V L, et al., 2013. Executive summary: heart disease and stroke statistics—2013 update: a report from the American Heart Association. Circulation, 127(1): 143-152.

Kumar M, Pachori R B, Acharya U R, 2017. Automated diagnosis of myocardial infarction ECG signals using sample entropy in flexible analytic wavelet transform framework. Entropy, 19(9): 488.

Liu W, Huang Q, Chang S, et al., 2018. Multiple-feature-branch convolutional neural network for myocardial infarction diagnosis using electrocardiogram. Biomed Signal Process Control, 45: 22-32.

Lui H W, Chow K L, 2018. Multiclass classification of myocardial infarction with convolutional and recurrent neural networks for portable ECG devices. Inform Med Unlocked, 13: 26-33.

Mozaffarian D, Benjamin Emelia J, Go Alan S, et al., 2015. Executive Summary: Heart Disease and Stroke Statistics—2015 Update. Circulation, 131(4): 434-441.

Padmavathi K, Krishna K S R, 2014. Myocardial infarction detection using magnitude squared coherence and Support Vector Machine//2014 International Conference on Medical Imaging, m-Health and Emerging Communication Systems (MedCom). Greater Noida, India: IEEE.

Reasat T, Shahnaz C, 2017. Detection of inferior myocardial infarction using shallow convolutional neural networks. 2017 IEEE Region 10 Humanitarian Technology Conference (R10-HTC), 21-23: 718-721.

Sharma L D, Sunkaria R K, 2018. Inferior myocardial infarction detection using stationary wavelet transform and machine learning approach. Signal Image Video Process, 12(2): 199-206.

Sharma M, Tan R S, Acharya U R, 2018. A novel automated diagnostic system for classification of myocardial infarction ECG signals using an optimal biorthogonal filter bank. Comput Biol Med, 102: 341-356.

Strodthoff N, Strodthoff C, 2019. Detecting and interpreting myocardial infarction using fully convolutional neural networks. Physiol Meas, 40(1): 015001.

Sugimoto K, Kon Y, Lee S, et al., 2019. Detection and localization of myocardial infarction based on a convolutional autoencoder. Knowledge-Based Systems, 178: 123-131.

Sun L, Lu Y, Yang K, et al., 2012. ECG Analysis Using Multiple Instance Learning for Myocardial Infarction Detection. IEEE Trans Biomed Eng, 59(12): 3348-3356.

Wang H M, Zhao W, Jia D Y, et al., 2019. Myocardial Infarction Detection Based on Multi-lead Ensemble Neural Network//2019 41st Annual International Conference of the IEEE Engineering in Medicine and Biology Society (EMBC). Berlin, Germany: IEEE.

Wang Q, Mao Y W, Ren L, et al., 2020. Automatic Classification of ECG Data Quality for Each Channel. IEEE Access, 8: 196094-196101.

Zhang X, Li R, Hu Q, et al., 2019. A New Automatic Approach to Distinguish Myocardial Infarction Based on LSTM//2019 8th International Symposium on Next Generation Electronics (ISNE). Zhengzhou, China: IEEE.

（张　爽　徐礼胜）

第十一章　深度学习在心血管超声影像中的应用

心血管疾病的医学影像学检查包括胸部 X 线摄影、心脏磁共振成像(cardiac magnetic resonance，CMR)、放射性核素心肌灌注造影、冠状动脉计算机断层扫描血管成像 (computed tomography angiography，CTA)、冠状动脉造影、超声心动图、血管内超声 (intravenous ultrasound，IVUS)等。胸部 X 线片利用人体不同组织对光电信号的吸收程度不同，从而观测心脏血管轮廓及血液循环变化。CMR 利用磁共振成像技术对心脏进行检查，可以获得高对比度、高分辨率的心脏及心血管图像。放射性核素心肌灌注造影通过向患者静脉注射显像剂，心脏的缺血部位由于对显像剂的吸收较少，因此会在显像图上出现稀疏或者缺损情况。放射性核素心肌灌注造影可用于心血管疾病的辅助诊断。进行 CTA 检查时，医师在患者静脉中注射造影剂，当造影剂循环到冠状动脉时，进行计算机断层成像(computed tomography，CT)。通过 CTA 检查，可观测到冠状动脉的狭窄程度和血管壁上的斑块。冠状动脉造影会在患者手臂或者大腿根部的动脉中插入一根鞘管，然后将一根导管从鞘管中穿入，插入心脏血管处，医师通过该导管向血管内注射造影剂，随后使用 X 射线成像来观察血管形状及狭窄程度。上述各种成像技术都是检查心血管疾病的常用方法，但与医学超声成像相比，具有价格昂贵、含有电离辐射等缺点。

超声心动图是最常用的一种心血管疾病检查方法，通过人体不同组织对超声波的反射程度不同，来定量分析心脏结构和功能等情况。IVUS 通过将微型超声换能器置入心血管内，来观测心血管形状及血流情况。与其他医学成像技术相比，超声成像具有无电离辐射、成本低、实时成像、灵敏度较高等特点。但超声成像也面临噪声多、伪影强、对比度低、高度依赖医师经验等特有问题。因此，基于计算机辅助诊断(computer aided diagnosis，CAD)的技术变得尤为重要。CAD 可作为医师专业知识和经验的补充，辅助医师检测疾病，提高诊断准确率，被称作医师的"第三只眼"。

深度学习是一种具有较深层次的人工神经网络，输入信号通过多层神经网络的处理后，逐渐由初始的"低维"特征输入转化为"高维"特征输出，而后经由"简单的模型"完成复杂的学习任务。近年来，深度学习凭借其在计算机视觉、自然语言处理、生物医学、语音识别等领域的突破进展，被评为 2013 年来的十大突破技术之一。当前，基于深度学习的 CAD 系统已广泛应用于心血管超声影像分析中，包括病灶的分类、检测、分割和重建等各种任务。与基于传统机器学习的 CAD 相比，基于深度学习的 CAD 能够依靠其深层且非线性的结构，自动地从超声影像中提取出高维特征，克服了传统 CAD 系统特征表达能力不足、稳定性较低的缺点。目前，深度学习已在很多任务上都取得了目前较好的性能。

第一节　深度学习方法

当研究者面对不同的实验数据和实验目的时，会选择不同的深度学习方法。常用的深度学习方法包括监督学习、无监督学习、半监督学习、主动学习和强化学习等，已在前文有所介绍。在各种深度学习方法中，卷积神经网络在超声影像中的应用最为广泛，在处理分类、检测、分割、重建等任务时，均可使用卷积神经网络。其他常用的神经网络还有自编码机、循环神经网络、生成对抗网络等，前文均已详细介绍。

第二节　心血管超声影像预处理方法

医学超声影像不但面临着标注数据量小的问题，而且存在伪影强和噪声多等缺点，因此对医学超声图像的预处理变得尤为重要。合适的预处理方法，可以有效提升研究结果的精度。以下主要针对医学超声影像的数据扩充、增强和感兴趣区域提取三个方面进行讨论。

（一）数据扩充

数据扩充可在一定程度上解决医学超声影像标注数据量小的问题，降低神经网络的过拟合问题，提高泛化能力。传统方法是使用旋转、翻转、随机失真、裁剪等方式对数据进行扩充。除此之外，也可用生成对抗网络（generative adversarial network，GAN）进行数据扩充。GAN虽然比传统方法更加复杂，但是生成的新数据信息更加丰富，并能克服传统方法引起的感兴趣区域位置及图像尺寸变化等缺点。如在一项合成仿真 IVUS 的研究中，Tom 和 Sheet 使用深层生成对抗网络模拟出逼真的病理 IVUS 图像，其训练流程如图 11-1 所示。

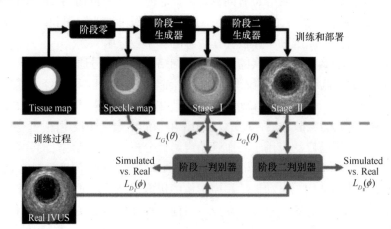

图 11-1　生成仿真超声影像流程图

　　由于 GAN 网络比较复杂，训练时可能会出现不确定性，生成逼真的高分辨率 IVUS 图像比较困难。因此，该研究将生成 IVUS 过程分解为三个步骤。首先，使用超声影像模拟器对原始 IVUS 的标签执行操作，生成组织回声图。之后将第一步生成的组织回声图输入第一个 GAN 网络（GAN1）中，生成低分辨率的 IVUS。最后再使用第二个 GAN 网络（GAN2）对低分辨率 IVUS 进行细化，模拟生成高分辨率的 IVUS。两个 GAN 网络的判别器使用了相同的损失函数 L_D，表达式为

$$L_D = -\sum_i \log D(x_i) - \sum_j \log\left(1 - D\left(G(z_j)\right)\right) \tag{11-1}$$

　　其中，$D(x)$ 表示输入样本为真实样本的概率，$G(x)$ 表示生成器生成的数据。

　　两个 GAN 网络生成器的损失函数有所不同。GAN2 的生成器损失函数与正常 GAN 网络生成器的相同，而 GAN1 在正常 GAN 网络生成器的损失函数基础上，添加了一个实际损失项 l_{real}。GAN1 生成器的损失函数 L_{G_1} 为

$$L_{G_1} = -\sum_j \log\left(1 - D\left(G(x)\right)\right) + \lambda l_{\mathrm{real}} \tag{11-2}$$

　　其中，λ 为系数。

（二）图像增强

　　心血管超声影像的原始对比度较低，组织边界比较模糊，会对图像的特征提取造成不良影响，因此需要对其进行对比度增强。

　　Zhou 等在一项三维超声影像颈动脉中膜和管腔内膜边界的分割研究中，使用了对比度拉伸变换和基于区域的自适应分布函数对原始图像进行增强，实现了对组织边缘对比度的提高。同时消除图像中的散斑噪声。

　　对比度拉伸变换又称灰度拉伸变换，是数字图像处理中最基础的分段线性变换函数之一，能够扩展原始图像的灰度级动态范围。图 11-2 显示了一种对比度拉伸变换，其中 r_i 表示变换前的灰度值，s_i 表示经灰度拉伸变换后的灰度值。点 (r_1, s_1) 和点 (r_2, s_2) 控制对

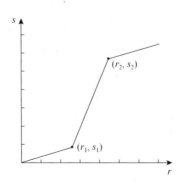

图 11-2　对比度拉伸变换函数图像

比度拉伸变换函数的形状，从而输出不同程度的灰度级扩展。为避免变换后的图像出现灰度错误，一般取 $r_1 \leqslant r_2$，$s_1 \leqslant s_2$。

基于区域的自适应分布函数可用于突出组织边缘，去除散斑噪声。其原理如下，用 I 表示原始图像，G 表示补偿图像，I' 表示处理后的图像，则有

$$G = (I \cdot h) - (I \cdot p) \tag{11-3}$$

$$I' = I - \gamma G \tag{11-4}$$

其中，h 和 p 表示两个不同尺寸的高斯滤波器，γ 表示补偿图像的系数。

(三)感兴趣区域提取

在颈动脉纵向超声影像中，由于颈动脉宽度较小，一幅颈动脉超声影像中会存在很多无用的背景区域和由超声成像特性产生的伪影。这些无用背景区域和伪影会增加图像处理过程中的计算量，增加运算时间，也可会对最终图像处理结果产生负面影响。因此，在对颈动脉超声影像进行分析前，可先提取出感兴趣区域(region of interest，ROI)，再输入至神经网络中进行训练。

在一项颈动脉分割的研究中，Menchón 和 Sancho-Gómez 使用分水岭和其他形态学方法，对颈动脉超声图像进行预处理，提取出 ROI，结果如图 11-3 所示。首先，对超声影像的梯度图像使用形态学分水岭算法，得到了包含大量闭合区域和边界线的二值图像，边界像素值为 1，其他区域像素值为 0。随后，使用形态学方法填充之前得到的二值图像，从而去除多余的区域和颈动脉管腔伪影，得到颈动脉管腔图像，如图 11-3(A)所示。最后，当颈动脉管腔位置被确定好之后，选取上壁最高点上方 0.6mm 处和底部边界最低点以下 1.5 mm 处作为 ROI 的边界，最终结果如图 11-3(B)所示。

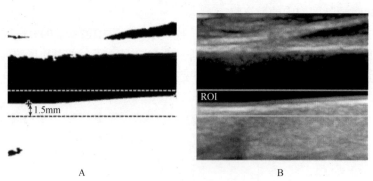

图 11-3 感兴趣区域提取

A. 表示经过分水岭算法处理后的图像；B. 表示提取出的感兴趣区域

第三节 分 类

分类是医学超声影像分析中最基本的任务之一，可以给医师提供辅助诊断信息，提

高诊断效率，降低诊断的主观性。传统 CAD 系统的分类方法是通过使用形态学方法提取图像的形态特征，或者使用小波变换、灰度共生矩阵等方法提取纹理特征，随后将提取出的特征输入给分类器(如 SVM、决策树、朴素贝叶斯)进行分类。但是这些传统方法对成像质量要求较高，当成像质量较差时，往往取得的结果并不理想。与传统方法相比，深度学习方法可以通过提取超声影像的高维特征，来降低超声成像质量不高带来的影响，从而提升 CAD 系统的性能和稳定性。

心血管超声影像的分类任务中，内膜中层厚度(intima media thickness，IMT)和颈动脉斑块成分分析是最具代表性的两种任务。IMT 是动脉粥样硬化的重要指标，对于心血管疾病的监测和早期治疗具有重要意义。颈动脉斑块成分的分析，是心血管疾病早期风险评估的一项重要任务。脂核较大、纤维帽较薄的斑块更容易发生破裂，而含有钙化组织的斑块则相对稳定。破裂的斑块会导致流向心脏或大脑的血流受阻，引发心肌梗死和脑卒中。

CNN 是分类任务中最常用的网络。在一项关于颈动脉狭窄的研究中，Lindsey 和 Garami 首先使用深度卷积生成对抗网络对颈动脉数据集进行扩充，然后将新的数据集放入预训练好的卷积神经网络中进行训练，取得了良好的准确率。Savaş 等在一项对 IMT 分类的研究中，提出了一种基于 CNN 的网络。结果显示 Savaş 等提出的网络具有较高泛化能力，对 IMT 分类效果的可靠性和良好精确度。Lekadir 等提出了一种用于颈动脉超声图像中斑块成分自动表征的 CNN。结果表明，该网络可以几乎实时地完成对颈动脉斑块成分的分类，并且获得与专家诊断结果 90%的相关性。Sofian 分别于 2018 年使用 RexNet-101 和三种分类器(决策树、K 最邻近和朴素贝叶斯)和 2019 年使用 AlexNet，对心血管超声影像的钙化进行分类检测，都取得了极高的分类准确率。

第四节　检　　测

医学超声影像分析中，检测的目的主要是通过识别并定位出病灶区域，为之后的诊断、治疗或者组织器官分割提供帮助。心血管专家通过从超声影像中获取颈动脉硬度、管腔直径和 IMT 等重要信息，对患者进行诊断和相应治疗。然而以上信息的人工获取耗时长，过程烦琐，医师主观性强，不利于医师提升诊断效率和准确率。因此，基于深度学习的自动化检测方法尤为重要。

Faster R-CNN 是两步法目标检测的代表网络，Faster R-CNN 及其改进版在心血管超声影像的检测任务中被经常使用。An 等在一项颈动脉斑块检测的研究中，将原始 Faster R-CNN 中的特征提取网络 VGG-16 变更为 Inception v2，从而防止网络过拟合情况出现，并减少训练参数，增加了网络的检测效率。Jain 等使用类似于 Faster R-CNN 的网络，通过在颈动脉周围生成一个边框的方式，实现颈动脉横断面的检测，如图 11-4 所示。该网络取得了较好的结果，可大幅度简化医师的工作。

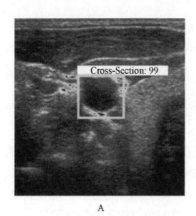 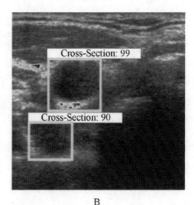

图 11-4　颈动脉横断面检测

A. 表示正确的区域框；B. 表示多区域框(Jain et al.，2020)

第五节　分　　割

　　医学影像分割在诊断中具有重要意义。通过图像分割，可以提取出感兴趣区域，便于医学影像的分析和识别，也可用于病灶区域的尺寸测量，方便对影像学指标的定量分析。由于心血管超声影像中的目标与背景之间对比度较低，对血管和斑块的超声影像进行准确的分割，依然是一项具有挑战性的任务。手动分割方法非常耗时耗力，且存在较大的主观差异。因此，开发更客观、更快速的自动分割方法来解决以上问题是很有必要的。

　　在心血管超声影像的分割任务中，编码-解码结构是目前最常用的深度学习模型。Azzopardi 等和 Hong 使用编码-解码结构分别实现了对颈动脉横向、纵向和冠状动脉管腔和管壁边界的分割。Biswas 在一项测量 CIMT 的研究中，使用 VGG-16 作为编码器、FCN 作为解码器，获得了较好的性能。Yang 等在一项研究中，对公开 IVUS 数据集进行分割，提取出管腔和介质管壁的边界。在这项研究中，Yang 等设计了一种改进的 FCN 网络，称为 IVUS-Net，该网络可以自动地描绘出血管的管腔和介质管壁边界，并且能够避免血管伪影造成的干扰。U-Net 作为编码-解码网络的代表，在心血管超声影像中同样应用广泛。Kim 等从 U-Net 中获得灵感，设计了一种多尺度输入、多标签损失函数的 U 形网络，实现对冠状动脉的全自动分割。Jiang 等将 U-Net 与分段平均网络(segmentation average network，SAN)相结合，实现对颈动脉血管壁的分割。Zhou 等在颈动脉中膜-外膜和管腔-内膜边界分割中，将残差结构融合进 U-Net，取得了足够高的准确性和泛化性。自编码机在心血管超声影像的分割中也常被使用，Su 等在一项 IVUS 腔内和中膜-外膜边界分割研究中，使用了两个 SAE 对不同血管层进行分割：第一个 SAE 对 IVUS 的每个像素进行粗分类，第二个 SAE 对第一个 SAE 的结果进行优化处理。Menchón-Lara 等和 Kumar Patel 也使用了 AE 对心血管超声影像进行分割研究。

第六节　其 他 任 务

　　超声成像的低对比度和强伪影，会对医师诊断造成负面影响。因此，超声影像质量的提升对诊断准确率和效率的提高有着重要意义。传统方式是使用压缩感知（compressed sensing，CS）提高超声成像质量，但 CS 方法对超声成像的质量提升有限，且局限性较强，有时甚至会对成像效果起到负面作用。并且 CS 方法通常需要更换超声影像机的硬件，增加额外成本。近年来，许多研究者将深度学习应用于医学超声影像的重建研究，得益于其强大的表达能力，取得了相对于 CS 方法的显著性能提升。

　　Yoon 等将 CNN 引入颈动脉超声影像的重建研究，相比于 CS 方法，该方法可以更好地提升超声影像质量，并可应用于任何 B 型超声系统或换能器而不增加额外的硬件更换。Perdios 等使用堆叠去噪自动编码机（stacked denoising autoencoder，SDAE）对超声影像进行压缩与恢复，结果如图 11-5 所示。此堆叠 SDAE 共包含四层：第一层对超声信号进行压缩，随后的三层用于信号重建。结果表明，该方法在重建质量和消耗时间上都优于基于 CS 方法的超声影像重建技术。

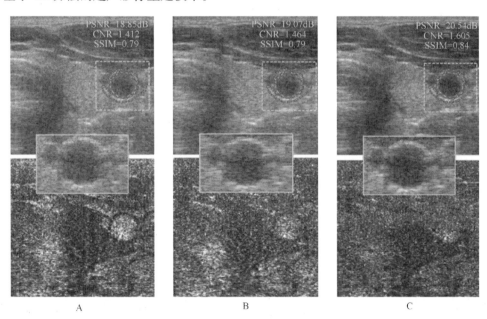

图 11-5　基于堆叠去噪自动编码机的超声影像压缩与恢复
A. 原始颈动脉超声图像；B. 线性插值后的图像；C. 堆叠去噪自动编码机处理后的图像

　　颈动脉内膜中层厚度（carotid intima medica thickness，CIMT）的检测是预防心血管疾病的重要手段，其实时视频的解释是一项复杂、烦琐且需要专业知识的任务。为降低 CIMT 视频的标注成本，Zhou 等提出了一种基于深度学习的 CIMT 标注方法。首先，使用一个注释单元（annotation unit），仅使用 6 次鼠标点击即可实现对 CIMT 的标注。之后设计了一个结合主动学习和迁移学习的神经网络，通过不断微调，提升网络性能。通过以上方法，可将标注成本降低至少 50%。Shin 等提出了一种基于 CNN 的 CIMT 视频解释系统，该系统能够实现对 CIMT 视频帧的自动选择，对所选帧内的 ROI 自动定位，并分割出 ROI 内的内膜-中层边界。这个基于 CNN 的 CIMT 视频解释系统在帧选择、ROI 定位和 CIMT 测量方面，取得了优于人工 CIMT 视频解释的结果。

第七节 讨论与总结

大量的实验证明，相比于传统的机器学习方法，深度学习在医学影像分析中，取得了更高的精度、更好的效果和更稳定的性能。根据前文可知，深度学习已应用到心血管超声影像分析中的各个领域，并在多种任务中达到甚至超越专家水平，可为医师诊断提供准确、可靠的辅助。在表 11-1 中，对近年来深度学习在心血管超声影像分析中的应用进行了汇总。

表 11-1 深度学习在心血管超声影像分析中的应用

任务	深度学习模型	应用
分类	CNN	颈动脉斑块
		颈动脉
		超声心动图
检测	CNN	颈动脉
		颈动脉斑块
分割	NN	颈动脉
	AE	颈动脉
	CNN	颈动脉
		心血管
超声影像重建	CNN	颈动脉
CIMT 视频解释	CNN	颈动脉

注：CNN. 卷积神经网络；NN. 神经网络；AE. 自编码机

通过以上关于深度学习在心血管超声影像中的应用分析，我们发现目前研究者主要使用 CNN 来完成对心血管超声影像的分类、检测等各种分析任务，并且绝大部分使用监督学习方法。为了应对医学图像小样本数据集问题，很多研究者都使用了迁移学习的方式，对神经网络进行预训练，从而提升网络性能，节省训练时间。在心血管超声影像的分割任务中，编码-解码结构是最常用的网络结构，如 AE、FCN、U-Net 等。编码器可实现对输入图像的特征提取，解码器可实现对输入图像的像素级分类，即分割。在编码-解码过程中，为了防止梯度消失，同时进行特征融合，在网络结构中还常常使用跳跃连接方法。

参 考 文 献

周志华, 2016. 机器学习. 北京: 清华大学出版社.

An X, Ye G, Zhou X, et al., 2019. Faster R-CNN for Detection of Carotid Plaque on Ultrasound Images//2019 Computing, Communications and IoT Applications (ComComAp). Shenzhen, China: IEEE.

Azzopardi C, Hicks Y A, Camilleri K P, 2017. Automatic carotid ultrasound segmentation using deep convolutional neural networks and phase congruency maps//2017 IEEE 14th International Symposium on Biomedical Imaging (ISBI 2017). Melbourme, VIC, Australia: IEEE.

Balakrishna C, Dadashzadeh S, Soltaninejad S, 2018. Automatic detection of lumen and media in the IVUS images using U-Net with VGG16 Encoder. arXiv preprint arXiv:1806.07554.

Balocco S, Gatta C, Ciompi F, et al., 2014. Standardized evaluation methodology and reference database for evaluating IVUS image segmentation. Comput Med Imaging Graph, 38(2): 70-90.

Biswas M, Kuppili V, Araki T, et al., 2018. Deep learning strategy for accurate carotid intima-media thickness measurement: an ultrasound study on Japanese diabetic cohort. Comput Biol Med, 98: 100-117.

Chen S, Wang S, 2018. Deep Learning Based Non-rigid Device Tracking in Ultrasound Image//2018 2nd International Conference on Computer Science and Artificial Intelligence - CSAI '18. Shenzhen, China: IEEE.

Goodfellow I, Pouget-Abadie J, Mirza M, et al., 2014. Generative adversarial nets. Adv Neural Inf Process Syst, 27: 2672-2680.

Hong Y, Hong Y, Jang Y, et al., 2017. Coronary luminal and wall mask prediction using convolutional neural network//2017 IEEE 14th International Symposium on Biomedical Imaging (ISBI 2017). Melbourme, VIC, Australia: IEEE.

Jain P K, Gupta S, Bhavsar A, et al., 2020. Localization of common carotid artery transverse section in B-mode ultrasound images using faster RCNN: a deep learning approach. Med Biol Eng Comput, 58(3): 471-482.

Jiang M, Spence J D, Chiu B, 2020. Segmentation of carotid vessel wall using U-Net and segmentation average network. arXiv preprint arXiv:2002.11467.

Jun T J, Kang S J, Lee J G, et al., 2019. Automated detection of vulnerable plaque in intravascular ultrasound images. Med Biol Eng Comput, 57(4): 863-876.

Kelly B B, Fuster V, 2010. Promoting cardiovascular health in the developing world: a critical challenge to achieve global health. Washington (DC): National Academies Press.

Kumar P A, Kumar J S, 2019. Arterial Parameters and Elasticity Estimation in Common Carotid Artery Using Deep Learning Approach. International Journal of Image, Graphics and Signal Processing, 11(11): 18-28.

Kusunose K, Abe T, Haga A, et al., 2020. A Deep Learning Approach for Assessment of Regional Wall Motion Abnormality From Echocardiographic Images. JACC Cardiovasc Imaging, 13(2 Pt 1): 374-381.

Lindsey T, Garami Z, 2019. Automated stenosis classification of carotid artery sonography using deep neural networks//2019 18th IEEE International Conference on Machine Learning and Applications (ICMLA). Boca Raton, FL, USA: IEEE.

Long J, Shelhamer E, Darrell T, 2015. Fully convolutional networks for semantic segmentation. IEEE Trans Pattern Anal Mach Intell, 39(4): 640-651

Madani A, Arnaout R, Mofrad M, et al., 2018. Fast and accurate view classification of echocardiograms using deep learning. NPJ Digit Med, 1: 6.

Menchón-Lara R M, Sancho-Gómez J L, 2015. Fully automatic segmentation of ultrasound common carotid artery images based on machine learning. Neurocomputing, 151: 161-167.

Menchón-Lara R M, Sancho-Gómez J L, Bueno-Crespo A, 2016. Early-stage atherosclerosis detection using deep learning over carotid ultrasound images. Applied Soft Computing, 49: 616-628.

Moreno P R, 2010. Vulnerable plaque: definition, diagnosis, and treatment. Cardiol Clins, 28(1): 1-30.

Perdios D, Besson A, Arditi M, et al., 2017. A deep learning approach to ultrasound image recovery//2017 IEEE International Ultrasonics Symposium (IUS). IEEE.

Ren S, He K, Girshick R, et al., 2016. Faster R-CNN: Towards real-time object detection with region proposal networks. IEEE Trans Pattern Anal Mach Intell, 39(6): 1137-1149.

Ronneberger O, Fischer P, Brox T, 2015. U-net: Convolutional networks for biomedical image segmentation. International Conference on Medical Image Computing and Computer-Assisted Intervention. Munich, Germany: Springer, 234-241.

Savas S, Topaloglu N, Kazci O, et al., 2019. Classification of Carotid Artery Intima Media Thickness Ultrasound Images with Deep Learning. J Med Syst, 43(8): 273.

Shin J, Tajbakhsh N, Hurst R T, et al., 2016. Automating carotid intima-media thickness video interpretation with convolutional neural networks//2016 IEEE Conference on Computer Vision and Pattern Recognition. Las Vegas, NV, USA: IEEE.

Simonyan K, Zisserman A, 2014. Very deep convolutional networks for large-scale image recognition. arXiv preprint arXiv:1409.1556.

Sofian H, Than J C M, Mohammad S, et al., 2019. Using deep learning for calculation detection in coronary artery disease intravascular ultrasound image. AIP Conference Proceedings. AIP Publishing LLC, 020121.

Su S, Hu Z, Lin Q, et al., 2017. An artificial neural network method for lumen and media-adventitia border detection in IVUS. Comput Med Imaging Graph, 57: 29-39.

Szegedy C, Vanhoucke V, Ioffe S, et al., 2016. Rethinking the inception architecture for computer vision// 2016 IEEE conference on computer vision and pattern recognition. Las Vegas, NV, USA: IEEE.

Tom F, Sheet D, 2018. Simulating patho-realistic ultrasound images using deep generative networks with adversarial learning//2018 IEEE 15th International Symposium on Biomedical Imaging (ISBI 2018). Washington, DC, USA: IEEE.

Wang G, 2016. A perspective on deep imaging. IEEE Access, 4: 8914-8924.

Yang J, Tong L, Faraji M, et al., 2018. IVUS-Net: An Intravascular Ultrasound Segmentation Network//Smart Multimedia. Toulon: Department of Computing Science.

Yoon Y H, Khan S, Huh J, et al., 2018. Efficient b-mode ultrasound image reconstruction from sub-sampled rf data using deep learning. IEEE Trans Med Imaging, 38(2): 325-336.

Zhou R, Fenster A, Xia Y, et al., 2019a. Deep learning‐based carotid media‐adventitia and lumen‐intima boundary segmentation from three‐dimensional ultrasound images. Med Phys, 46(7): 3180-3193.

Zhou Z, Shin J, Feng R, et al., 2019b. Integrating Active Learning and Transfer Learning for Carotid Intima-Media Thickness Video Interpretation. J Digit Imaging, 32(2): 290-299.

（王　宇　姚育东）

第十二章　深度学习在脑血管自动检测与分割中的应用

脑血管疾病通常是指发生在脑部血管的疾病，当血管出现血栓、硬化、畸形或者萎缩时会导致脑组织的缺血性或出血性脑损伤。急性脑血管疾病若未及时医治，患者很容易失去生命，即使患者得到及时的治疗，也有可能患有终身残疾。脑卒中是我国成年人致死、致残的首位病因，具有发病率高、致残率高、死亡率高和复发率高的特点。2016 年全球疾病负担数据显示，脑卒中是造成我国寿命年损失的第一位病因。我国脑卒中发病率处于持续上升阶段。国家卒中筛查数据显示，我国 40～74 岁人群首次脑卒中标化发病率由 2002 年的 189/10 万上升到 2013 年的 379/10 万，平均每年增长 8.3%。

在脑血管疾病的诊断中，手动分割血管难度大，要求医师有丰富的经验。为了高效准确地分割脑血管，以便医师快速判断病情，使用计算机辅助分割血管是至关重要的。目前血管分割的方法有很多种，如基于特征提取的方法、血管追踪的方法和基于 Hessian 的血管特征分析的方法。对脑血管疾病的诊断有多种医学影像获取手段，如 CT 血管成像(computed tomography angiography，CTA)、磁共振血管成像(magnetic resonance angiography，MRA)和数字减影血管造影(digital subtraction angiography，DSA)，这些成像手段有二维和三维的分析方法，不同维度的检测手段需要不同的脑血管处理方法。其中，脑血管分割的方法主要有三类，活动轮廓模型、基于中心线和统计模型。活动轮廓模型可以分为基于边缘、基于区域和基于混合模型三类；基于中心线能够较精准地描绘两点的路径；统计模型不需要任何参数设置就可以自动分割血管。

传统血管分割方法费时费力，而且血管图像存在伪影等问题，在识别血管时会出现将伪影判断成血管的情况。近年来，深度学习作为机器学习的一种新方向备受关注，在医学图像处理领域得到广泛应用。与传统方法相比，深度学习能够快速地处理大量的医学图像，在一些领域上已经能够与经验丰富的医师相媲美。卷积神经网络(CNN)是深度学习主流的模型之一，它被广泛应用于各个领域中，目前有许多脑血管分割研究是基于 CNN 模型实现的。深度学习在医学图像处理领域取得了显著的成果，不仅在二维图像上，在三维图像上也有着不错的成绩。基于深度学习的脑血管应用能够极大地提高处理脑血管图像的效率。因此，使用深度学习辅助脑血管图像处理至关重要。

第一节　数据预处理和深度学习模型

(一)数据预处理

医学成像数据包括 CTA、DSA、MRA。其中，CTA 图像用灰度值表示人体不同组织对 X 线的吸收程度，向静脉中注射造影剂后使用 CT 仪器扫描并获取图像。与 CTA 成像原理类似，DSA 图像是由 X 线成像得到的血管图像。采集注射造影剂前感兴趣区域的 DSA 图像，然后向血管里注射造影剂，当造影剂到达感兴趣区域时再次采集 DSA 图像。理想状态下，经过计算机处理前后采集的图像，唯一的不同只有注射了造影剂的血管，两者减影后可以得到只含血管的图像。

MRA 的灰度表示 MRI 信号的强度，也就是弛豫时间的长短。MRA 的主要成像技术有时间飞跃法(time of flight，TOF)、相位对比法磁共振血管成像(phase contrast MRA，PC-MRA)和对比增强磁共振血管成像(contrast enhanced MRA，CE-MRA)。

深度学习通常需要有高质量的大样本图像数据进行训练，但是目前公开的数据集较少，并且脑血管图像数据存在噪声多等问题，因此对图像进行适当的预处理操作极为重要。裁剪操作不仅能有效地减轻网络的压力，还能保证所提取的区块包含更多的血管信息，如 Feng 等采用的方法。图像归一化是通过减去均值并除以所有区块上的标准差实现的，可以加快网络收敛。

对于 MRA 图像有不一样的预处理方法，如平板边界伪影校正，N3 算法校正强度不均匀性，使用颅骨剥离算法去除头骨的影响，以减轻网络负担。为了从低强度背景中增强脑血管并抑制噪声，可使用多尺度滤波操作。

(二)深度学习模型

深度神经网络是具有多个隐层的复杂的神经网络。深度学习模型通常由一个输出层、多个隐层和一个输出层构建而成，每一层都有大量的神经元，这些神经元之间由权重进行连接。

CNN 是目前在医学图像处理领域应用最广泛的一种深度神经网络。它的结构包括卷积层、池化层和全连接层。卷积层主要的作用是将原始图像数据映射成特征，通过滤波器过滤相应的区域，从而提取该区域的特征。池化层包括最大池化和平均池化两种方法，目的是减少参数，而且池化后的特征仍能够描述图像。全连接层的主要作用是实现特征分类的功能。

U-Net 是基于全卷积神经网络(fully convolutional network，FCN)改进而成的深度学习网络，其主要特点是具有两边对称的编码-解码结构，主要由左边的下采样路径和右边的上采样路径构成。下采样路径通过两层卷积层和一层最大池化层提取特征，上采样路径通过一层反卷积层提高分辨率，但是在提高分辨率的同时会丢失细节信息。与 FCN 将特征图相加的操作不同，U-Net 是将对应层次的特征图进行裁剪和反卷积操作，令对应的特征图的尺寸相同，以便进行特征层拼接，实现提高分割精度的功能。相比于 FCN，U-Net 的跳跃连接能够获取更丰富的信息，多层特征拼接令浅层信息和深层信息融入输出图像中。

第二节　二维脑血管应用

（一）二维脑血管自动检测

医学图像检测的目的是通过图像的信息判断病情，定位并显示病灶位置，为疾病的进一步诊断和治疗提供依据和帮助。二维脑血管自动检测中最常见的疾病是颅内动脉瘤。颅内动脉瘤是颅内动脉局部扩大引起的疾病，若没有及时发现可能发生破裂，导致蛛网膜下腔出血。

相比于三维图像，二维图像缺少空间信息，充分利用血管造影图像的正面和侧面信息可以提高检测颅内动脉瘤的准确率。Duan 等提出了一种基于 CNN 的模型用来自动检测颅内动脉瘤，所使用的网络框架是基于特征金字塔网络（feature pyramid networks，FPN）和 ResNet50 搭建的。网络主要分为两个阶段，动脉瘤区域定位阶段（region localization stage，RLS）和动脉瘤检测阶段（aneurysm detection stage，ADS）。由于后交通动脉（posterior communicating artery，PCoA）的动脉瘤复发率在颈内动脉区域排第二，所以 RLS 的目的是将脑血管造影图像中的 PCoA 区域定位并提取出来。在 RLS 中，将血管造影设备获取的正面和侧面的二维图像输入网络中。首先输入脑血管的三通道 RGB 图像，通过 FPN 提取三通道图像的特征；然后锚框接收特征图像并输出原始图像的 PCoA 区域。ADS 的目的是重叠的血管和颅内动脉瘤区分开，它有四个步骤，双输入、特征提取、锚框和区域平均灰度抑制（region average grayscale suppression，RAGS）。双输入将正面和侧面的 PCoA 区域图像串联成一个输入张量，它可以保证二维图像不会丢失过多信息；特征提取部分提取输入张量；锚框输出预测的颅内动脉瘤图像。由于血管是三维管状结构，X 线穿透重叠的血管会导致该部位图像的灰度更深。大动脉瘤含有的造影剂更多，所以它的灰度级更高。重叠血管和颅内动脉瘤的灰度级比正常的血管更高，这会导致重叠的血管会被锚框当作颅内动脉瘤标记出来。RAGS 的目的是评估锚框的所有输出图像，比较图像的置信度和阈值。使用 RAGS 处理置信度比阈值低的图像，判断该图像是否为重叠的血管。若图像是重叠的血管，则将该图像去除颅内动脉瘤标签，否则保留标签。最后在图像上标记出动脉瘤所在位置和置信度。模型的准确率是 0.93，灵敏度达到 0.96，特异度是 0.91。双输入 RAGS 模型与 Rahmany、YOLOv3 和 RetinaNet 等模型相比，性能较优。该模型的计算时间比 YOLOv3 和 RetinaNet 略多，但比 Rahmany 少几倍。

深度学习往往需要大量的时间和标注数据训练模型，迁移学习与深度学习结合的方法可以有效地减少深度学习所需要的数据。迁移学习是一种机器学习的方法，将训练完成的模型应用到相关却不同的任务上。Rahmany 等提出了基于 CNN 检测颅内动脉瘤的方法，通过迁移学习降低训练模型的时间。开源分类模型 Inception-v3 主要由特征提取功能和分类功能构成。使用颅内动脉瘤的血管造影数据对模型的训练部分进行重新训练，修改输出层为颅内血管瘤类和非颅内血管瘤类。扫描需要检测的血管造影图像，使用小窗口在图像上重叠滑动，获得一系列小尺寸数据。将图像作为 CNN 网络的输入，分类为动脉瘤和非动脉瘤。在输出图像上标记出所有动脉瘤位置作为定位，将标记集中的点设为真实的动脉瘤，标记分散的点作为非真实的动脉瘤。数据集是 30 份不同大小和形状的颅内血管瘤的 DSA 图像。该模型的灵敏度是 1，特异度是 0.96。与其他模型相比，该模型具有优异的性能，同时不需要任何参数调整。其他模型都是需要根据图像的动脉瘤大小调整不同参数。该网络实现了全自动的、无须额外参数调整的高准确率的颅内血管瘤检测。

由于 DSA 图像是一系列在连续时间内进行不断造影获得的图像，可以利用时间上的信息检测颅内血管瘤。在 RNN 模型中，神经元可以在一个时间段内接收上一层神经元的输出和上一个时间段自身的输出，其缺点是学习不到长距离的上下文信息。长短期记忆神经网络是一种特殊的 RNN 模型，可以学习时间间隔长的信息，而不会出现梯度消失的问题。Jin 等结合长短期记忆神经网络和 U 形全卷积结构，提出了一个利用 DSA 时间和空间的信息检测颅内动脉瘤的网络。网络包括四个部分，U 形全卷积结构、ConvLSTM 模块、双向的 ConvLSTM 模块和深度监督结构。U 形全卷积结构类似于 U-Net 结构，一侧由 6 个卷积层和 5 个下采样层构成，另一侧由对应的 6 个卷积层和 5 个上采样层构成。通过 ConvLSTM 模块和双向的 ConvLSTM 模块将血管造影的时间序列双向检测，以便合并时间信息。这种做法可以模拟医师检查过程以检测颅内血管瘤。深度监督结构用来提高模型性能。他们通过结合 U 形结构和 RNN 结构，实现了高准确率的颅内血管瘤检测。

(二)二维脑血管自动分割

医学图像分割的目的是将感兴趣区域提取出来，便于后续的诊断。在二维脑血管分割任务中，最常用的深度学习模型是编码-解码结构的 CNN。

DSA 是判断脑血管疾病的"金标准"，使用深度学习分割二维血管造影图像能够帮助医师更快速地诊断病情。Fu 等使用血管造影图像中的原始像素训练网络，判断像素的类别，最终输出一幅二值图像。预处理方法有区块采样和图像归一化。网络由 3 个卷积层、2 层最大池化层后连着局部响应归一化层和 2 层全连接层组成。输入是图像中提取的正方形区块，选择具有中心像素和周围的奇数像素块，将中心像素分类为血管类和非血管类。将所得到的所有像素重建为原始图像的大小，可以得到分割出的血管图像。实验比较了不同尺寸的区块和不同的预处理方法对于预测精度的影响。当使用大尺寸的区块训练模型时，网络的分类精度非常低，推测原因是大区块包含更多噪声。经过比较得到最佳模型，分割结果达到了 0.98 的准确率和 0.95 的受试者工作特征曲线下面积(area under curve，AUC)。Meng 等设计了一个基于 CNN 改进的多尺度密集 CNN，以自动分割 DSA 脑血管。根据脑血管的最大尺寸选择合适的裁剪区块大小，采用新的测量方法以确保在选择的区块中包含更多的血管信息。由于脑血管直径变化率较大，为了能够充分获取多尺度血管的信息，网络加入了多尺度空洞模块。多尺度空洞卷积（multiscale atrous convolution，MAC）模块是通过空洞卷积实现多尺度获取信息，空洞卷积能够在不添加额外参数的情况下扩大滤波器的范围。MAC 模块通过调节滤波器的大小获取图像的多尺度信息，然后并行连接融合。添加改进的密集块，缓解梯度消失的情况，有助于降低模型的复杂度，并减少过拟合的可能。他们还重新设计了 U-Net 模型中的跳跃连接。考虑到图像进行下采样时会丢失大量的信息，在原本的基础上将低层次的编码器连接到高层次的解码器上，加入平均池化层以增强对噪声的鲁棒性。该网络能较好地实现分割脑血管的任务，达到 0.87 的灵敏度和 0.99 的 AUC。

除了血管造影图像，还可以通过从 MRA 图像中提取二维切片实现三维分割。Phellan 等提出了一种 CNN 架构，架构只有 2 层卷积层和 2 层全连接层。从 MRA 图像中的垂直轴、矢状轴和冠状轴上提取二维图像并作为 CNN 的输入，根据每个方向的概率图定义血管和背景。预测图像可以获得三个概率图，如果至少有一个方向的概率在设定的阈值的，则将这个体素设为血管体素类，否则设为非血管体素类。实验中设定的阈值 T 是 0.95。实验在 5 个不同的数据集上分别进行了多次训练，并且比较了训练图像的数量变化对于分割精度的影响。平均 Dice 系数为 0.764～0.786，在结果中没有发现明显的差异。区别于 Phellan 等获取垂直轴、矢状轴和冠状轴的二维切片，Fan 等通过隐马尔可夫随机场模型（Hidden Markov random field，HMRF）进行数据预处理，获得 TOF-MRA 图像的二维切片输入 SegNet 网络，实现无监督的脑血管分割。首先使用 HMRF 将预处理后的图像进行血管预提取。网络由 8 层卷积层、8 层批归一化层、8 层 ReLU 层、2 层最大池化层、2 层上采样层和一个 Soft max 层组成。批归一化层能够提高 SegNet 网络的收敛速度，ReLU 层能够缓解反向传播消失的情况。实验数据包括 30 份正常的 MRA 图像和 70 份脑卒中病例的 MRA 图像。在 1.5T 的 MR750 GE MRI 扫描仪上采集了 60 份 MRA 图像。使用 BET2 方法将头骨从图像中剥离，然后用乘性内禀分量优化（multiplicative intrinsic component optimization，MICO）算法进行偏差校正。使用最大密度投影（maximum intensity projection，MIP）算法获取 MRA 图像的垂直轴、矢状轴和冠状轴的 MIP 图像。实验结果显示，SegNet 网络的准确率和特异度和不使用深度学习网络的 HMRF 相近，但是 SegNet 的灵敏度和平均 Dice 系数比 HMRF 的要高出许多，均达到了 0.79。

U-Net 是编码-解码结构中应用比较广泛的一个网络，通常被应用于医学图像分割领域。Zhang 等将 12 层 U-Net 网络应用于血管造影图像上，以自动分割脑血管。扩张路径中激活函数代替了最后卷积层的 ReLU 函数，在连续的 2 个卷积层中加入 0.2 的 Dropout。网络使用随机梯度下降法进行优化。该网络在有限数量的训练图像上实现了高性能的脑血管分割。实验的平均准确率是 0.97，灵敏度是 0.76，特异度达到 0.99，平均 Dice 系数有 0.82。Neumann 等使用数据增强操作和让最大池化层之前的通道数加倍等方式训练模型，获得了较好的分割结果，实验的准确率是 0.94，召回率是 0.86，精确度达到 0.89，平均 Dice 系数是 0.97。

残差网络同样是 CNN 中较为常见的一个网络。Wang 等将扩张残差网络（dilated residual network，DRN）应用于分割大脑中动脉超声图像。网络已在 1000 类的 ImageNet 数据集上完成预训练。网络结合密集上采样模块进行分辨率还原，实现对大脑中动脉的超声图像分割。数据集是 4005 张带有注释的"金标准"的超声图像。通过减去均值并除以标准差实现输入图像归一化。为了防止网络过拟合，将图像垂直和水平翻转 90° 实现数据扩充。网络包含一个卷积层、多个残差块和去除了使用扩张卷积的残差连接。网络加入了密集上采样卷积（dense upsampling convolution，DUC），实现了像素级别的预测。DUC 块的 3×3 滤波器和 1 步长能够减少计算量，批归一化层可以加快网络训练，而像素混合模块可以恢复特征图的分辨率。网络中还加入了跳跃连接，将 DRN 网络的浅层特征图和输出特征图结合在一起。目的是结合浅层的表征信息和深层的语义信息，实现高分辨率的图像分割。实验的评估指标 Jaccard 指数是 0.63，平均 Dice 系数达到了 0.77，像素级别的 Hausdoff 距离是 26.2。实验与 FCN、U-Net 等模型进行了对比，在评估指标上都要优于其他模型。

第三节　三维脑血管应用

（一）三维脑血管自动检测

三维脑血管自动检测的目的是从三维脑血管图像中判断血管疾病的病灶结构是否存在，并找到它所在的位置。三维脑血管检测的难点在于数据集的标注。

使用传统方法分割并重建三维脑血管。由于重建的血管是三维结构，传统的二维深度学习模型不适用，需要使用三维的深度学习方法检测并标记病灶所在位置。Chen 等提出了计算机辅助的深度学习脑动脉瘤检测系统。系统使用全自动血管分割方法提取感兴趣区域，使用基于 3D-U-Net 的全卷积网络进行动脉瘤检测。网络使用 Isensee 等开发的全卷积神经网络，输入是 128×128×128 体素的三维图像块。同时网络包括上下文信息聚合路径，引入深度监督缓解梯度消失的情况。使用模型预测分割后的血管图像，输出每个体素的概率，将所有的概率二值化。将同一个标签的体素连成一个区域，提取该区域的中心点，以该点为球心绘制球体，如果球体的半径与注释的动脉瘤半径相同，那么球体内的区域有极大的概率是动脉瘤。该检测方法的精度达到 0.94，能较好地实现颅内动脉瘤的检测。

不同的预处理方法所影响的检测结果也会不一样。Sichtermann 等基于 Kamnitsas 等提出的开源 3D-CNN 网络 DeepMedic 实现了从 3D TOF-MRA 图像中检测颅内动脉瘤的目标。颅内动脉瘤的分割图像的"金标准"由经验丰富的放射科医师进行手动注释。网络由两条路径构成，第二条路径的输入是第一条路经的低分辨率版本，最后根据 Hausdoff 距离和平均 Dice 系数评估分割结果。数据集是 85 份 3D TOF-MRA 图像。实验为了比较不同的预处理方法对检测的影响，对比了 4 个不同的模型。模型 A 是不加任何预处理方法；模型 B 是使用阈值为 0.2 的 BET2 方法进行头骨剥离；模型 C 是手动去除头骨和其他组织；模型 D 是使用了模型 C 的颅骨剥离和 N4 偏差校正。结果显示，模型 A 的灵敏度是最好的，达到了 0.90，但是平均 Dice 系数相对较低，而且假阳性为 6.10。模型 D 的阳性预测值为 0.57，假阳性为 0.80，偏差为 1.30。明显看出预处理对假阳性有较大的影响。通过颅骨剥离可以将分割能力从 0.47 提高到 0.53，Hausdorff 距离从 90

降低到 70。

三维血管的定量特征与血管疾病有一定的相关性，通过深度学习结合血管特征可以更有效地检测动脉瘤。Ueda 等使用 ResNet-18 进行脑动脉瘤 MRA 检测。他们根据曲率的增强检测包括动脉瘤在内的多种动脉异常。若预测的输出图像的概率接近 1，则将输出图像标记为候选的动脉瘤。为了检测出真正的动脉瘤，网络使用训练数据集中提取出的带有动脉瘤注释的数据进行训练。同时，网络加入五重交叉验证方法。与初始的测试结果相比，该方法将数据集的动脉瘤检测率提高了 0.048。

(二)三维脑血管自动分割

大多数 CNN 网络的结构都是具有编码器和解码器的端到端的网络结构，这种结构更适用于二维数据。三维的脑血管数据需要更有效的深度学习模型进行分割。但是，三维 MRA 数据的标注费时费力，公开的完善的脑血管 MRA 数据集较少。因此，有些研究者提出采用半监督的深度学习。

半监督学习是在使用大量未标注数据时用到的方法。Zhao 等提出了三维分割脑血管的半监督的分层 CNN。中心线是血管的形态参数，首先通过移动中心线点为估计半径的球体建立血管的管级标签。比较 MRA 的每个体素的中心线点的欧几里得距离和相应的半径，如果欧几里得距离小于半径，则标记体素为血管。将 MRA 的训练图像和管级标签输入网络进行训练。不断训练并迭代网络，通过比较预测图像和标签评估分割结果。设置停止标准，当评估结果满足停止标准，则停止训练。图像已手动去除头骨，预处理使用图像标准化，然后根据血管中心线和估计半径重建脑血管。这种方法极大地降低了标注血管的时间，同时实现了高准确率的三维脑血管分割。该模型的准确率是 0.97，灵敏度是 0.94。Zhang 等结合了半监督的混合概率模型和密集扩张卷积网络实现高精度的 TOF-MRA 脑血管分割。为了降低手动注释血管的困难，他们提出了一种基于模型驱动和数据驱动的生成标记点的方法，极大地减少了重复性工作。为了缓解深度学习经常出现的梯度消失情况，他们结合多速率扩张卷积和特征级联的方法，提出了密集扩张卷积网络。使用多尺度滤波从低强度背景里增强脑血管。最后通过比较原始数据和网络分割结果的 MIP 评估网络的性能。模型的准确率是 0.97，平均 Dice 系数是 0.97，阳性预测值是 0.98，灵敏度是 0.96。该网络极大地减少了深度学习在三维分割中对手动注释的依赖。这两个实验的数据集都来自公开数据集 MIADS，Zhang 等提出的模型的灵敏度比 Zhao 等的要高。

由于 MRA 图像容易受到血流信号强度变化的影响，导致采集的数据出现误差。为了解决这个问题，Kandil 等将深度学习和局部血流信息结合在一起，提出了基于 3D-CNN 的分割脑血管 MRA 图像的方法。他们将大脑 MRA 图像分成两个区域：Willis 环的上方和下方。为了能使用和合并更多的上下信息，在网络中加入并行卷积路径同时处理多尺度下的输入图像。用 3D 全连接条件随机场处理图像以减小误差。数据集是 30 份 TOF-MRA 图像。实验的平均 Dice 系数是 0.84，特异度是 0.99，灵敏度是 0.86。提出的模型与没有考虑局部血流信息的全局模型和全局统计方法进行对比，该模型的所有评估指标都优于其他模型。

作为编码-解码结构中较为突出的代表，U-Net 在三维分割上有着显著的成功。Fan 等使用 3D-U-Net 网络进行 MRA 脑血管分割。首先，使用隐马尔可夫随机场模型将预处理后的图像进行血管预提取。将图像数据和血管预提取图像用于训练模型。网络的输入是 MRA 图像的三维体积区域，每个卷积层后加入归一化层、ReLU 层和 2 层最大池化层更改特征分辨率。最后的 Softmax 层输出每个体素在不同聚类下的概率。实验数据包括 30 份正常的 MRA 图像和 70 份脑卒中病例的 MRA 图像。使用 BET2 方法将头骨从图像中剥离，然后用 MICO 算法进行偏差校正。实验结果显示，3D-U-Net 的灵敏度和平均 Dice 系数比不使用深度学习网络的 HMRF 要高出许多，与 2D-SegNet 相比，3D-U-Net 的精度要略高，达到了 0.84。

高层特征的感受野大，具有很强的语义信息，但是对细节的表征能力不足；底层特征的感受野小，具有很强的信息表征能力，但是语义信息较少。多尺度特征融合能够将高层特征和低层特征结合，提高模型的分割性能。Hilbert 等在 3D-U-Net 的基础上进行了改进，提出了多尺度 3D 卷积神经网络，实现高精度的三维脑血管分割。U-net 分割脑血管存在难以分割小血管的问题，尤其是靠近头骨的小血管。多尺度方法的加入，使网络能充分利用上下文信息，将深度监督集成到 Loss 函数中，缓解梯度消失情况。通过将多尺度和深度监督相结合，提高脑血管分割的精度。Sanchesa 等提出了由 3D-U-Net 和 Inception 模块结合的 CNN 网络。使用并行方法将输入并行传递到不同内核大小的多个分支，最后进行串联。建立 Reduction 模块和深度模块。其中，Reduction 模块用来保持特征图形状；深度模块通过并行卷积和最大池化使图像大小减半，形成收缩路径。在扩张路径中，使用上采样将图像解码成原始大小。数据集是 36 份三维 TOF-MRA 图像。实验的评估指标平均 Dice 系数是 0.67，灵敏度是 0.66，Hausdorff 距离是 1.2mm。相比于简单的阈值分割方法，该模型的评估指标更好。Zhang 和 Chen 同样采用 Inception 模块改进分割脑动脉的模型。他们以 3D-U-Net 为基础，结合密集连接和扩张卷积，使用 Inception 模块的思想提取血管的多尺度信息。网络框架以编码-解码结构为基础，加入了密集扩张模块。密集扩张模块由密集连接和扩张卷积组成，不仅可以有效地减少网络参数，还能提高网络性能。从 Inception 模块思想中建立了 Reduction 模块，多路并行提取多尺度特征，最后使用 1×1 大小的卷积层合并所有分支，以提取脑动脉的多尺度信息。数据集是 42 份带有脑动脉注释的 MRA 图像。提出的模型的平均 Dice 系数是 0.67，灵敏度是 0.67，IoU 是 33。作者比较了主流深度学习模型和提出的模型，该模型的网络参数是最少的，同时比其他的模型具有更高的平均 Dice 系数和精度。

不同模态的图像可以相互使用。Chen 等采用带监督训练的 3D-U-Net 网络进行脑血管分割。训练图像由 CTA 图像组成，"金标准"由 TOF-MRA 组成。为了解决全卷积神经网络难以平衡前景和背景比例的问题，网络在训练时加入了两种方法：第一种是在低分辨率的"金标准"中间层引入额外的监督模块；第二种是在计算损失函数时提高前景部分的权重，这样能够增加预测前景的数量。数据集是 18 份来自北京大学深圳医院的 MRA 和 CTA 图像。首先通过刚性变换将 MRA 图像配准到 CTA 图像上。然后将 MRA

图像中强度高于 200HU 的体素作为前景，去除连通区域小于 2000 体素的区域，以消除噪声。由于三维的 CT 图像尺寸较大，需要对图形进行裁剪操作。最后使用两阶段训练方法完善网络。模型使用 CTA 和 MRA 的相对体积差异、体积重叠和 TOF-MRA 分割覆盖率作为评估指标。实验的初始评估指标分别是 0.17、0.16 和 0.94，进行两阶段方法完善网络后的评估指标分别是 0.26、0.25、0.98。经过视觉观察后发现，大部分的 MRA 分割结果都在 CTA 里，而且 CTA 分割出的前景部分比 MRA 的更多。使用两阶段方法完善网络后，重叠部分和 MRA 分割覆盖率得到明显的提升。

除了编码-解码结构外，还有自编码结构的深度学习模型。Chen 等提出了基于 CAE 的深度学习模型。使用小尺寸的 MRA 图像作为输入。编码路径中由两层连续的卷积层和一层最大池化层构成，解码路径由两层卷积层和上采样层构成。为了获得准确的位置信息，将编码路径的特征图与上采样层相应的特征图进行并行卷积。位置路径用于补充其他信息。将原始图像中获得的补丁的三维中心点归一化，复制到最后一层编码层的位置核上，然后与编码路径的输出连接在一起。数据集是 49 张在 3T 的 MRA 扫描仪上采集的脑部 MRA 图像。模型的准确率是 0.99，灵敏度是 0.80，特异度是 0.99，平均 Dice 系数是 0.79，精度是 0.77。实验与 Frangi 和 Phansalkar 等方法进行了比较。该模型的准确率、特异度、精度和平均 Dice 系数比 Phansalkar 更好，灵敏度和平均 Dice 系数比 Frangi 更优秀。

二维图像处理的优点是快速，数据标注比较简单；缺点是图像包含的信息少。三维图像处理的优点是图像包含的信息多，可以直观地获得病变的位置和形状等信息；缺点是图像太大，进行训练前往往需要进行图像裁剪，失去了上下文信息，数据集标注困难。

第四节　讨论与总结

脑血管疾病的检测和脑血管分割至关重要，大量的医学图像数据需要医师在有限的时间内完成病情分析，但医师难免会出现误诊和漏诊的情况，这会导致患者的病情没有得到改善。深度学习在医学图像分析领域的应用相当重要，不仅能够获得更高的精度，还可以在一定程度上辅助医师更好地确认病情。除了脑血管分割和颅内动脉瘤检测，深度学习还可以应用于脑部扫描领域。

如表 12-1 所示，二维的脑血管分割和检测主要集中在血管造影部分。通过对从 MRA 图像提取出的垂直轴、矢状轴和冠状轴二维切片进行研究，所使用的方法可以用于检测颅内动脉瘤。三维的脑血管分割和检测大多数是 MRA 图像。有少数的研究是利用 MRA 图像的"金标准"数据对 CTA 图像进行训练。绝大部分的研究是使用编码-解码结构的 CNN 和 U-Net 网络进行分割和检测的，大多数研究者在分割任务上都使用了裁剪操作，以减少网络压力，在执行裁剪操作后都有选择包含更多的血管信息的筛选行为，缓解了编码-解码结构难以平衡前景和背景像素数量的情况。

表 12-1 深度学习在脑血管分割中的应用进展总结

维度	应用	深度学习模型	评估指标
二维	分割	CNN	准确率 0.98、AUC 0.95
			灵敏度 0.87、AUC 0.99
			DSC 0.764
		ResNet	Jaccard 指数 0.63、DSC 0.77、像素级 Hausdoff 距离 26.2mm
		U-Net	准确率 0.97、灵敏度 0.76、特异度 0.99、DSC 0.82
			准确率 0.94、召回率 0.86、精度 0.89、DSC 0.97
		SegNet	灵敏度 0.79、DSC 0.79、准确率 0.99、特异度 0.99
	检测	CNN	准确率 0.93、灵敏度 0.96、特异度 0.91
			灵敏度 1、特异度 0.96
		RNN	—
三维	分割	CNN	半监督学习准确率 0.97、灵敏度 0.94
			半监督学习准确率 0.97、DSC 0.97、阳性预测值 0.98、灵敏度 0.96
			DSC 0.84、特异度 0.99、灵敏度 0.86
		Autoencoder	准确率 0.99、灵敏度 0.80、特异度 0.99、DSC 0.79、精度 0.77
		U-Net	精度 0.84、准确率 0.99、特异度 0.99、灵敏度 0.76、DSC 0.79
			—
			DSC 0.67、灵敏度 0.66、Hausdorff 距离 1.2mm
			DSC 0.67、灵敏度 0.67、IoU 33
			作者自建的评估指标
	检测	CNN	阳性预测值 0.57、Hausdorff 距离 70mm
		ResNet	—
		U-Net	精度 0.94

注：AUC. 受试者工作特征曲线下面积；DSC. Dice 相似性系数

近几年，越来越多的研究者选择采用深度学习的方法解决脑血管领域的问题，但是公开的脑血管数据集较少的现状制约着深度学习模型的训练。脑血管的标注费时费力，要求标注人员有丰富的经验和足够的耐心。由于带标签的脑血管"金标准"数据较少，可以考虑采用半监督学习甚至是无监督学习进行分割和检测。公开更多的脑血管数据集，不仅能够给以后的研究提供更多的数据，还可以给深度学习提供丰富的标注数据，促进深度学习在脑血管领域的发展。

参 考 文 献

王陇德, 刘建民, 杨弋, 等, 2019. 我国脑卒中防治仍面临巨大挑战——《中国脑卒中防治报告 2018》概要. 中国循环杂志, 34(2): 105-119.

Chen L, Xie Y, Sun J, et al., 2017. Y-net: 3D intracranial artery segmentation using a convolutional autoencoder. arXiv preprint arXiv:1712.07194.

Chen X, Lu Y, Bai J, et al., 2018. Train a 3D U-Net to segment cranial vasculature in CTA volume without manual annotation//2018 IEEE 15th International Symposium on Biomedical Imaging (ISBI 2018). Washington, DC, USA: IEEE.

Duan H, Huang Y, Liu L, et al., 2019. Automatic detection on intracranial aneurysm from digital subtraction angiography with cascade convolutional neural networks. Biomed Eng Online, 18(1): 110.

Fan S, Bian Y, Chen H, et al., 2020. Unsupervised Cerebrovascular Segmentation of TOF-MRA Images Based on Deep Neural Network and Hidden Markov Random Field Model. Front Neuroinform, 13: 77.

Feng Z, Yang J, Yao L, 2017. Patch-bascd fully convolutional neural network with skip connections for retinal blood vessel segmentation//2017 IEEE International Conference on Image Processing (ICIP). Beijing, China: IEEE.

Forkert N D, Schmidt-Richberg A, Fiehler J, et al., 2012. Automatic correction of gaps in cerebrovascular segmentations extracted from 3D time-of-flight MRA datasets. Methods Inf Med, 51(5): 415-422.

Fu Y, Fang J, Quachtran B, et al., 2016. Vessel detection on cerebral angiograms using convolutional neural networks. International Symposium on Visual Computing. Las Vegas, USA: Springer, 659-668.

Geng C, Xia W, Huang L, et al., 2020. Automated computer-assisted detection system for cerebral aneurysms in time-of-flight magnetic resonance angiography using fully convolutional network. BioMed Eng OnLine, 19(1): 38.

Hilbert A, Madai V I, Akay E M, et al., 2020. BRAVE-NET: Fully Automated Arterial Brain Vessel Segmentation In Patients with Cerebrovascular Disease. Frontiers in Artificial Intelligence, 3: 78.

Isensee F, Kickingereder P, Wick W, et al., 2017. Brain tumor segmentation and radiomics survival prediction: Contribution to the brats 2017 challenge//International MICCAI Brainlesion Workshop Quebec City, Canada: Springer, 287-297.

Jin H, Geng J, Yin Y, et al., 2020. Fully automated intracranial aneurysm detection and segmentation from digital subtraction angiography series using an end-to-end spatiotemporal deep neural network. J NeuroInterv Surg, 12(10): 1023-1027.

Kamnitsas K, Ledig C, Newcombe V F J, et al., 2017. Efficient multi-scale 3D CNN with fully connected CRF for accurate brain lesion segmentation. Med Image Anal, 36: 61-78.

Kandil H, Soliman A, Taher F, et al., 2018. Using 3-D CNNs and local blood flow information to segment cerebral vasculature//2018 IEEE International Symposium on Signal Processing and Information Technology (ISSPIT). Louisviue, KY, USA: IEEE.

Liskowski P, Krawiec K, 2016. Segmenting retinal blood vessels with deep neural networks. IEEE Trans Med Imaging, 35(11): 2369-2380.

Meng C, Sun K, Guan S, et al., 2020. Multiscale dense convolutional neural network for DSA cerebrovascular segmentation. Neurocomputing, 373: 123-134.

Neumann C, Tönnies K D, Pohle-Fröhlich R A, 2018. A convolutional neural network for vessel segmentation in cerebral DSA series//The 13th International Joint Conference on Computer Vision, Imaging and Computer Graphics Theory and Applications (VISIGRAPP 2018). Funchal, Portugal: IEEE.

Phellan R, Peixinho A, Falcão A, et al., 2017. Vascular segmentation in tof mra images of the brain using a deep convolutional neural network. Intravascular Imaging and Computer Assisted Stenting, and Large-Scale Annotation of Biomedical Data and Expert Label Synthesis. Quebec City, Canada: Springer.

Rahmany I, Guetari R, Khlifa N, 2018. A Fully Automatic based Deep Learning Approach for Aneurysm Detection in DSA Images//2018 IEEE International Conference on Image Processing, Applications and Systems (IPAS).Sophia Antipolis, France: IEEE.

Sanchesa P, Meyer C, Vigon V, et al., 2019. Cerebrovascular network segmentation of MRA images with deep learning//2019 IEEE 16th International Symposium on Biomedical Imaging (ISBI 2019). Venice, Italy: IEEE.

Shang Y, Deklerck R, Nyssen E, et al., 2010. Vascular active contour for vessel tree segmentation. IEEE Trans Biomed Eng, 58(4): 1023-1032.

Sichtermann T, Faron A, Sijben R, et al., 2019. Deep learning–based detection of intracranial aneurysms in 3D TOF-MRA. AJNR Am J Neuroradiol, 40(1): 25-32.

Ueda D, Yamamoto A, Nishimori M, et al., 2019. Deep learning for MR angiography: automated detection of cerebral aneurysms. Radiology, 290(1): 187-194.

Wang J, Zhao S, Liu Z, et al., 2016. An active contour model based on adaptive threshold for extraction of cerebral vascular structures. Comput Math Methods Med, 2016: 6472397.

Wang S, Hua Y, Cao Y, et al., 2018. Deep learning based fetal middle cerebral artery segmentation in large-scale ultrasound images//2018 IEEE International Conference on Bioinformatics and Biomedicine (BIBM). Madrid, Spain: IEEE.

Wen L, Wang X, Wu Z, et al., 2015. A novel statistical cerebrovascular segmentation algorithm with particle swarm optimization. Neurocomputing, 148: 569-577.

Zhang B, Liu S, Zhou S, et al., 2020a. Cerebrovascular segmentation from TOF-MRA using model-and data-driven method via sparse labels. Neurocomputing, 380: 162-179.

Zhang M, Zhang C, Wu X, et al., 2020b. A neural network approach to segment brain blood vessels in digital subtraction angiography. Comput Methods Programs Biomed, 185: 105159.

Zhang Y, Chen L, 2019. DDNet: A Novel Network for Cerebral Artery Segmentation from MRA Images//2019 12th International Congress on Image and Signal Processing, BioMedical Engineering and Informatics (CISP-BMEI). Suzhou, China: IEEE.

Zhao F, Chen Y, Chen F, et al., 2018. Semi-supervised cerebrovascular segmentation by hierarchical convolutional neural network. IEEE Access, 6: 67841-67852.

Zhao Y, Rada L, Chen K, et al., 2015. Automated vessel segmentation using infinite perimeter active contour model with hybrid region information with application to retinal images. IEEE Trans Med Imaging, 34(9): 1797-1807.

（陈耀钧　徐礼胜）

第十三章　心脑血管疾病智能诊断的挑战与展望

由前文可以看出，以深度学习为代表的人工智能方法，现已应用于心脑血管疾病分析、诊断和治疗中的各个方面。心血管影像诊断过程复杂、耗时，人工智能的应用不仅可以省去很多繁杂的人工操作过程，节省大量时间，而且能够提高相关检测数据的可重复性和准确性。人工智能可以看到许多肉眼难以观察到的病变特征，更快、更准确地提供诊断报告，有效降低漏诊率。利用人工智能技术，医学影像分析将在临床诊疗中提供更多有价值的信息，但真正落实到临床应用还有一些问题需要解决。

一、高质量医学数据不足

相比于其他领域数据，医学数据的获取非常困难，主要存在以下问题。首先，医学数据的隐私问题。医学数据可能会包含患者的姓名、性别、医疗记录、电话号码、身份证号码、社会保险号码等隐私信息，这些隐私信息在数据分析人员处理过程中可能会存在泄漏的风险，使得人工智能方法可能面临法律与伦理角度的负面影响。因此，如何妥善处理患者的个人隐私，是人工智能方法所面临的一项挑战。其次是医学数据采集的问题。不同的医疗机构、检查人员、检查设备、数据储存格式，所采集的数据在规格及质量上通常有较大差异。由于人工智能方法处理数据的特点，这种巨大的数据差异不利于人工智能方法的大规模应用推广。

二、医学数据标注困难

医学数据的标注问题，也是医学人工智能所面临的另一大困难。首先，采集到的医学数据中，可能会存在大量不合格的数据，因此需要研究人员对所采集的数据进行逐一筛查，将不合格数据剔除，从而获得合格的数据集。随后这些合格的数据需要大量的具有医学专业知识的人员进行标注，这一过程需要耗费大量的人力及时间，并伴随昂贵的费用开支。其次，医学数据的标注具有非常大的主观性，不同经验、不同教育背景的专业人员所做的标注往往具有很大差异。这些具有差异性的标注数据会使得人工智能方法无法准确地对新数据进行预测。

三、深度学习方法泛化性较差

正如前文所述，医疗数据的质量会因为不同医疗机构、不同检查人员、不同检查设备、不同数据储存格式而有所不同。这些采集到的数据中，可能会带有不同强弱、不同类型的噪声及不同强弱的伪影等。而深度学习方法只能针对特定的数据进行分析，对其他数据则具有较低的兼容性，往往取得较差结果。

四、神经网络模型创新减缓

自深度学习进入人们的视野以来，已出现了大量具有创新性的网络，如 VGG、GoogLeNe、ResNet、Faster R-CNN 等。但是目前网络结构的创新已经较少，更多的是通过对已有神经网络模型的简单修改或堆叠来获取性能的提升。

五、深度学习可解释性较差

深度学习作为最炙手可热的人工智能方法，已在计算机视觉、自然语言处理等多个领域有广泛且成熟的应用。但在医学人工智能领域，深度学习目前没有大规模应用的一大原因是其"黑箱"效应。虽然神经网络是由多个很简单的数学公式构建成的，但其输出却非常复杂，我们很难知道神经网络内部是如何工作的。这种"黑箱"效应在医学人工智能领域的应用中，则体现为神经网络无法告知医师和患者诊断结果的依据及分析过程，这会使医、患群体对诊断结果产生疑虑，因此对医学人工智能的接受程度比较低。同样因为"黑箱"效应，研究者很难对神经网络的参数进行有目的的参数调整，通常需要很多次不同的尝试，才能够确定一个较好的参数。

六、伦理安全问题有待解决

阻碍机器学习在医学中应用的一个关键因素是人工智能同传统的临床工作流程兼容性较差，以及伦理和安全等问题，导致人工智能在临床应用中存在较大争议。与其他领域的人工智能应用相比，医学领域的临床应用对质量的要求更高。因此，人工智能的临床广泛应用和被人们所接受将是一个更漫长的过程。

尽管医学人工智能仍存在多种问题，但其价值早已得到人们的广泛认可。医学人工智能可以改善落后地区医疗资源不足的问题，提高医疗机构的诊断效率，极大降低医师的工作负担，还可以实现心脑血管疾病等的预防及日常检查，也可在疾病的术前、术中及术后为医师提供辅助诊断信息。为了更好地将人工智能方法融入心脑血管疾病及其他医学领域，拓展医学人工智能领域的应用范围，应对医学人工智能在实际应用中的不足，医学人工智能领域需要做如下努力。首先，要加强人工智能研究者与医疗机构的跨领域合作，降低医学数据的获取难度和标注难度。人工智能研究者应确切了解医、患群体对医学人工智能的应用需求，不断完善医学人工智能应用的准确度和使用便捷程度，提升医、患群体和医疗机构对医学人工智能的接受程度。其次，加强医学人工智能专业的人才培养力度。医学人工智能作为新兴学科，其人才培养模式尚未完善，传统人工智能领域人才和医学人才的独立培养模式不利于两学科交融。最后，建立标准化、公开化的大规模数据库。人工智能对数据量的大小和质量要求较高，目前医学数据领域的公开数据库相对较少，且格式各异，质量参差不齐，不利于以数据作为驱动的人工智能在医学领域发展。

随着计算机硬件的发展、医学数据采集设备的更新、人工智能技术的发展、跨领域合作的加深和医学人工智能相关法律法规的逐渐完善、人们对医学人工智能的接受度提升，相信人工智能诊断技术可以在心脑血管和整个医学领域取得越来越好的效果。

参 考 文 献

He K, Zhang X, Ren S, et al., 2016. Deep residual learning for image recognition//2016 IEEE Conference on Computer Vision and Pattern Recognition. Las Vegas, NV, USA: IEEE.

Ren S, He K, Girshick R, et al., 2016. Faster R-CNN: Towards real-time object detection with region proposal networks. IEEE Trans Pattern Anal Mach Intell, 39(6): 1137-1149.

Simonyan K, Zisserman A, 2014. Very deep convolutional networks for large-scale image recognition. arXiv preprint arXiv:1409.1556.

Szegedy C, Liu W, Jia Y, et al., 2015. Going deeper with convolutions//2015 IEEE Conference on Computer Vision and Pattern Recognition. Boston, MA, USA: IEEE.

Topol E J, 2020. Welcoming new guidelines for AI clinical research. Nat Med, 26(9): 1318-1320.

Wilensky G R, 2018. Will MACRA improve physician reimbursement. N Engl JMed, 378(14): 1269-1271.

（王　宇　徐礼胜　姚育东）